"十四五"河南省重点出版物出版规划项目

河南省科学技术协会科普出版资助·科普中原书系

人体与健康保卫战

总主编 章静波 钱晓菁

人体生理的调节器
——内分泌系统

● 闫莉 著

郑州大学出版社

大象出版社

图书在版编目（CIP）数据

人体生理的调节器：内分泌系统／闫莉著. — 郑州：郑州大学出版社：大象出版社，2022.8

（人体与健康保卫战／章静波，钱晓菁总主编）

ISBN 978-7-5645-8713-0

Ⅰ．①人… Ⅱ．①闫… Ⅲ．①内分泌系统 - 青少年读物 Ⅳ．①R322.5-49

中国版本图书馆 CIP 数据核字（2022）第 084208 号

人体生理的调节器——内分泌系统
RENTI SHENGLI DE TIAOJIEQI——NEIFENMI XITONG

策划编辑	李海涛　杨秦予		封面设计	苏永生
责任编辑	薛 晗　戴 慧		版式设计	王莉娟
责任校对	张彦勤　常 田		责任监制	凌 青　李瑞卿

出版发行	郑州大学出版社　大象出版社		地　址	郑州市大学路 40 号（450052）
出版人	孙保营		网　址	http://www.zzup.cn
经　销	全国新华书店		发行电话	0371-66966070
印　刷	河南文华印务有限公司			
开　本	787 mm×1 092 mm　1／16			
印　张	6.75		字　数	102 千字
版　次	2022 年 8 月第 1 版		印　次	2022 年 8 月第 1 次印刷

书　号	ISBN 978-7-5645-8713-0		定　价	39.00 元

作者简介

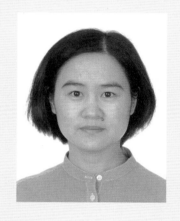

闫　莉

　　中国医学科学院基础医学研究所、北京协和医学院基础学院病理生理学系，博士，副教授，硕士生导师。兼任中国生理学会会员，中国心胸血管麻醉学会心血管麻醉分会青年委员。主要研究方向为心血管疾病的病理生理学，主持国家自然科学基金面上项目和青年基金各1项、中国博士后科学基金面上项目1项，参加国家重点研发计划重点专项和中国医学科学院医学与健康科技创新工程项目各1项，发表SCI收录论文20余篇，获得华夏医学科技奖二等奖1项。

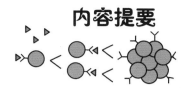

内容提要

　　该书为"人体与健康保卫战"丛书中的一个分册，共计 8 章，围绕内分泌系统的组成——内分泌腺及其释放的激素的功能、青少年常见的内分泌问题及生活中与内分泌相关的科学知识和历史故事展开叙述。本书以讲故事的方式、用活泼有趣的语言，向青少年介绍人体经典的内分泌器官和其产生的激素如何运送到靶器官，从而调节靶器官的功能，通过科普知识和科学发现的历程告诉青少年读者，科学的进步离不开一代代科学家的努力和无私奉献。希望他们从小在心中种下科学梦想的种子，保持对未知领域的求知欲和好奇心，在成长的过程中为实现心中的梦想坚持不懈。

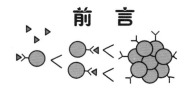

前言

在生活中，内分泌系统一直在悄悄地伴随着每个人，它就像一个作战部队，所有成员会接受下丘脑监控和指挥、"指挥官"垂体的领导和逐级指令，最终会通过携带编码重要指令信息的"激素"去执行命令，每一个环节都准确无误，才能够保障每个人的健康成长。本书的目的就是通过生动活泼的语言、通俗易懂的案例帮助读者理解内分泌系统的真实面貌，激发青少年对医学知识的兴趣。

本书通过贴近生活的科学问题引导读者揭开人体内分泌系统的面纱，向读者介绍人体内分泌腺及其释放的激素的功能，让读者认识到小小的激素分子是如何通过瀑布式的放大效应影响人体的新陈代谢、生长发育和适应环境的，而我们又该如何利用激素的分泌规律来帮助自己更健康地生活、更好地适应社会。

本人经历了近二十年的学医生涯，从对医学的懵懂，到逐渐被它的魅力深深吸引，又通过十余年的一线教学和科研经历对人体生理学有了进一步的深入理解，并

与生活现象和临床疾病紧密地相结合。对我本人而言，在编写此书的过程中所面临的不仅是要把晦涩难懂的专业术语转换为通俗易懂的语言，还要保证内容的科学性和准确性。在此过程中，我对内分泌系统的认识和理解也得到了进一步的提升。

本书的主要读者对象是广大青少年，无论你对医学是否充满好奇和兴趣，都鼓励你静下心来读完本书，可以对内分泌系统有初步的了解。因为激素虽然看不见、摸不到，但是它却真实调控着你的身体。只有对它的作用特点有所了解，才能更好地理解日常生活中很多个"为什么"，也会把它变成你健康的"守护神"，而且内分泌系统与人体其他系统始终一同为人体的正常运转保驾护航。

本书主要由本人编写完成，同时也查阅了大量的国内外参考文献和国内的科普平台，力求将内容准确、浅显易懂和贴近生活的知识传递给对医学充满好奇的青少年读者。

非常感谢中国医学科学院基础医学研

究所、北京协和医学院基础学院对我的培养，让我在生理学教学中不断地积累与沉淀，从而对内分泌系统有了更深层次的认识。同时，让我有机会结识如此优秀的前辈与同行，在我遇到困难时，他们的鼓励和指导让我体会到教材和科普书的编写是截然不同的，能为青少年的科普工作贡献一份微薄之力是我的社会责任。这本书是在新型冠状病毒肺炎疫情期间完成的，我本人同时面临着多项教学和科研工作的挑战，正是家人的理解和担当，让我有机会静下心来完成本书的编写。由于时间仓促，加之编者水平有限，书中错误在所难免，请读者谅解，欢迎批评斧正！

闫莉

2020 年 12 月

目 录

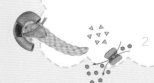

第一章
人体无声的指挥官——内分泌系统

▼

　　健康的人体通过内分泌系统中各种激素和神经系统共同调节人体的新陈代谢和生理功能。在生活中，内分泌系统一直悄悄地伴随着每个人，也正因为如此，人们一直认为只有神经系统才是调节人体功能的"唯一贡献者"。因此，人类对内分泌系统的认识也不是一帆风顺的。随着深入的了解，发现内分泌系统原来就像一个作战部队，所有成员会接受下丘脑的监控和"总指挥官"垂体的逐级指令，最终会通过携带编码重要指令信息的"激素"去执行命令，每个环节准确无误，才能使每个人健康成长。那么，人们是如何认识到内分泌系统的存在的？内分泌系统又是如何配合全身来发挥作用的？是谁在监视内分泌腺，让它们勤恳工作的呢？

1849 年 2 月 8 日，伯索尔德（Arnold Adolph Berthold）（图 1-1）在哥廷根皇家科学学会上发表了一项有趣的实验——他从 6 只年轻的公鸡身上取下了睾丸，使他们成为阉鸡，并把它们分成 3 组：对于第一组的两只阉鸡，他没有进行任何操作，被用作实验对照；对于第二组的两只阉鸡，他将之前摘下的睾丸放回到它们的腹腔中，但是没有连接神经和血管；对于最后一组的两只阉鸡，他同样将睾丸移植回它们的腹腔，但是交换了它们的睾丸。

在接下来的几个月里，有趣的现象发生了：

第一组作为对照的阉鸡逐渐失去了雄性的特征，既没有鸡冠，也没有肉垂，对于母鸡也毫无兴趣。

第二组将自己的睾丸被移植回腹腔的年轻阉鸡，却和普通公鸡一样正常长大，头上长出了鸡冠，颈部长出了红色肉垂，同时它们的行为也和普通的公鸡一样开始互相打斗，开始追逐母鸡。将

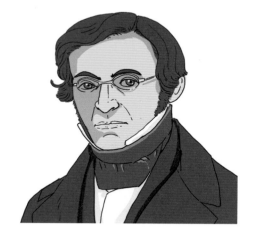

图 1-1　伯索尔德

它们解剖后发现，移植后两只阉鸡腹腔的睾丸已经重建了血运，"自体移植"的睾丸让这两只阉鸡"重振雄风"。

最后一组"同种移植"的睾丸重新建立了正常的血运，并与普通的公鸡无异，鸡冠、肉垂、打鸣、追逐母鸡一件事儿都没少，甚至还发现它们能够产生活跃的精子（图 1-2）。在 19 世纪中期以前，科学家们一直认为，维持人体功能协调主要由神经系统负责。但是在这一实验之后，伯索尔德认为，睾丸能够向血液中释放出某些"神秘的物质"来

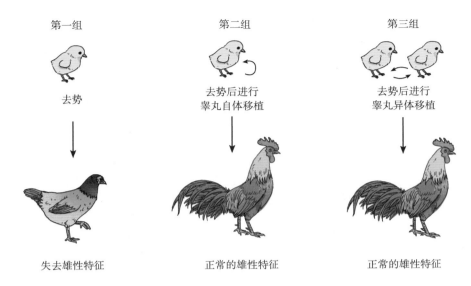

第一组　　　　　　　　第二组　　　　　　　　第三组

去势　　　　　去势后进行　　　　　去势后进行
　　　　　　睾丸自体移植　　　　　睾丸异体移植

失去雄性特征　　　　正常的雄性特征　　　　正常的雄性特征

图1-2　内分泌学的第一次实验——伯索尔德设计的阉鸡实验

维持雄性的行为和第二性征，而这一现象与神经系统无关。这就意味着除了神经系统外，血液循环可能也参与了维持身体各个部分之间和谐运作的机制。

然而，因为当时的科学界对于这项工作有很强烈的抵触情绪，当时并没有引起很大的波澜，因此并未得到人们的认可，甚至连伯索尔德本人都没有进行更加深入的研究。大多数学科的萌芽阶段都是如此，不仅要有可信的实验数据，同时也需要人们接受这些数据的真实性。直到1889年，法国著名生理学家爱德华·布朗·赛加尔（Edouard Brown

Séquard）把狗和豚鼠睾丸的合并提取物注入自己体内，发现自己的能量和活力得到了显著的恢复，才引起人们的广泛关注。随后一系列的研究发现，睾酮是雄性激素最主要的成分，主要由睾丸分泌，它们在男性血液中的浓度呈昼夜节律变化。睾酮不仅可以强化肌肉、提高性欲、增强体力，而且对身体健康其他方面也有积极作用。这与爱德华·布朗·塞加尔教授当年所预期的一样，睾酮的确是一种能够使人恢复青春的灵丹妙药。

人们再次回顾伯索尔德的实验时，宣称他的研究建立了一门新的学科，是

"内分泌的第一次实验"，并将他的文章作为"现代内分泌学的基础"。

现在，科学家们一致认为，神经系统、免疫系统和内分泌系统共同对人体"这台大机器"的新陈代谢发挥调节作用，使之能够更好地与不断变化的生存环境相适应。那么内分泌系统有哪些结构，它又是如何发挥作用的?

▶ 二、内分泌系统是如何发挥作用的

与心、肺、大脑等那些大名鼎鼎的器官相比，内分泌系统似乎有点低调。之所以称其低调，是由于它的位置和工作模式非常隐蔽，它的每一个成员都深藏不露。个别成员单独组成了一个器官，比如垂体、松果体、甲状腺、胸腺和肾上腺等（图1-3）。另一些成员隐藏在其他器官内，比如胰腺里的胰岛、卵巢里的黄体以及睾丸里的间质细胞。还有一些成员甚至散布在其他器官内，比如

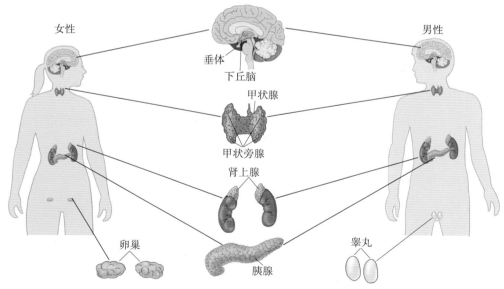

图1-3 人体主要内分泌腺

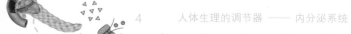

胃肠道、肝、心和肺等重要器官内散布有一些内分泌细胞。因此，内分泌系统包括内分泌腺以及散在的内分泌细胞。

低调的内分泌系统专门"生产"携带各种密码信号的化学信使，也就是耳熟能详的"激素"，激素能够识别目标细胞的特有标志，并最终将自身携带的密码信号传递给目标细胞，从而改变细胞的功能。但是想要把激素传递出去，身体却没有为它们准备好专门的管道结构。因此，每当激素需要外出执行任务时，只能借助血管或者淋巴管，历尽艰辛最终到达目的地，这是激素发挥作用最经典的运输方式，称为"远距分泌"；激素还可以在邻近器官中的细胞内发挥作用，称为"旁分泌"；另外，也有激素可以反过来对自身细胞发挥作用，称为"自分泌"（图1-4）。同时，那些让激素历尽艰辛也要到达的目标器官称为激素的"靶器官"，那些靶器官中可以直接识别激素的细胞称为"靶细胞"。

内分泌系统可以定时接收上级发出的命令，一旦收到指令，便会马不停蹄地生产并分泌"载有命令的使者"——激素。激素通过以上多种途径出发前往靶器官，并精密、准确地将其携带的密

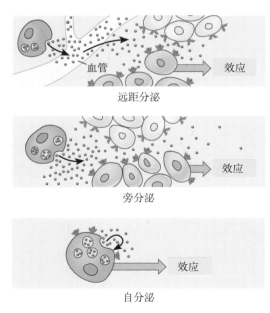

图1-4　激素的3种运输方式

码信息传递给靶细胞。虽然激素本身携带着重要的化学信息，但是它并不直接参与靶细胞的功能活动，而是通过识别靶细胞表面或者内部的特殊标志——受体来发挥调节功能。

别看细胞是人体结构和功能的基本单位，个头很小，但是它们的权力却很大。它们也像人类一样，对朋友亲密，对敌人抗拒。比如蛋白质、氧气和糖原等物质就是细胞的好朋友，而二氧化碳、细菌和病毒等会损害人体健康的物质就是细胞的敌人。除此之外，细胞对激素非常友好，科学家们甚至用锁和钥匙来形容它们的亲密关系。

激素和细胞的友好关系是建立在大脑控制的基础上的。大脑是身体活动的"总司令"，细胞要接收来自大脑的命令，就必须依靠激素这个好朋友的帮助。但是大脑的命令不是直接下达给激素，而是一层层传递到内分泌腺或者内分泌细胞，再由它们分泌激素，最终传达给细胞。当大脑里的神经中枢发出命令后，先经过下丘脑这个中转站，再通过两条途径传递指令：一条途径是肌肉，另外一条

途径是腺体。而在腺体里又有两条分岔路。一条称为内分泌腺，另外一条称为外分泌腺。二者的区别就在于内分泌腺的分泌物留在体内，主要经过血液循环到达细胞；而外分泌腺的分泌物排出体外，比如汗水就是外分泌腺的分泌物。

那么，激素是如何传达命令的呢？

原来，它们通过"找朋友"的游戏来完成命令的传达。激素也分为不同种类，每种激素都只需向对应的细胞传达命令。换言之，激素在血液循环过程中找到并将命令传达给靶细胞（图1-5）。当细胞收到命令后，通过受体的识别便可以解读命令的具体内容，调整自己发挥功能的速度。命令有可能是"你工作得太卖力了，放慢脚步吧"，也可能是"你太慢了，需要加把劲了"。激素和细胞就是通过这样的方式成为亲密的好朋友，帮助人体维持新陈代谢和生长发育等功能。

因此，内分泌系统发挥作用的路径就是：内分泌腺或内分泌细胞在接收到上级指令后，马不停蹄地合成和分泌携带有化学信息的使者——激素，这些使

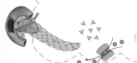

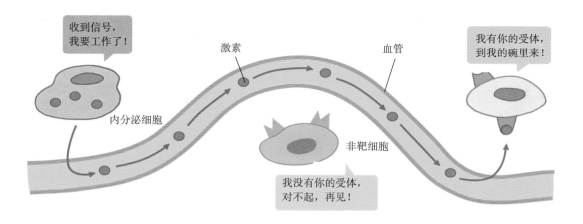

图 1-5　激素传达命令的主要方式——血液循环

者通过多种运输途径到达靶器官并识别细胞上的特殊标记——受体，此时靶细胞便可解读具体的化学信息进而调整其功能。

▶ 三、内分泌系统："谁在监控我"

前面提到，内分泌腺会在接收大脑的指令后精准地分泌激素，那么内分泌腺会接收谁的指令呢？

为了保证内分泌系统的正常运作，人体还有一个结构复杂、分工精细的超级监控室——下丘脑（图1-6）。它位于大脑底部，虽然平均重量只有4克，不足全脑的1%，它的作用却不可小觑。它内在的神经元与高级中枢神经系统的很多区域有着错综复杂的神经联系，又同时与内分泌腺的"司令部"——垂体具有神经联络，是神经系统和内分泌系统的重要枢纽。这样的结构保证了下丘脑时刻在监控着神经系统和内分泌系统。

比如，在神经系统总部那里，它主要负责监控人体的体温和睡眠信号，以及饥饿、口渴、疲劳等感觉信号；在内分泌总部这边，它主要负责监控人体全身血液中的激素水平，如果内分泌合成或分泌的激素过高或者过低，都能够被下丘脑监控到。

当人们心情紧张时，下丘脑就会配合这种情绪，让人心跳加速，让人感觉喘不上来气；当人们饥饿或口渴时，下丘脑就会引起摄食行为或摄水行为；当体内一些激素分泌数量不足或过多，下丘脑同样能够检测到异常，并传达给垂体这些信息，从而调节其水平恢复正常。

下丘脑虽然属于神经系统，但是一些下丘脑的神经元——室旁核和视上核，同时兼具神经元和内分泌的功能。它们短小而精悍，充当着激素培育中心的角色，分别负责生产抗利尿激素和催乳素（图1-7）。

抗利尿激素可以看作是打通水通道的秘密使者，帮助身体重吸收水分。每当大量饮水后，水分就会被消化道大量吸收并会自觉地"兵分两路"：绝大部分随着血液系统到达各个组织、器官，只有一小部分到达肾脏进行进一步的处理。当水分被排泄到肾脏中的肾小管时，抗利尿激素便粉墨登场，它会增加肾小

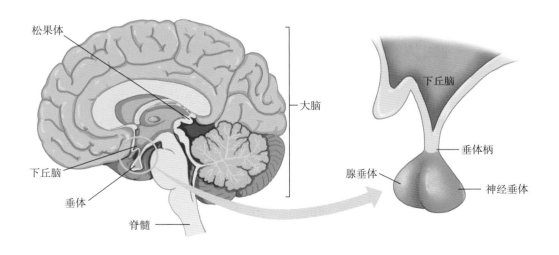

图1-6 下丘脑和垂体结构示意

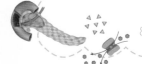

管对多余水分的重新吸收，使大部分水回到血液循环中，从而保证体内的血容量正常。催乳素作为下丘脑生产的另一秘密使者，能够督促哺乳期母亲的乳腺多分泌乳液，加速胎儿的分娩过程，同时还可以缓解肾上腺素对人体造成的压力，帮助降低血压。然而，作为重要的监测部门，下丘脑为了实现与垂体之间的明确分工，它只是负责合成这两种激素，并将它们运送到神经垂体并暂时贮存。只有下丘脑认为时机成熟，才会命令神经垂体将它们释放到血液中而发挥作用。

此外，为了更好地向内分泌系统司令部的成员之一——腺垂体传达命令，下丘脑内部分神经元还能够生产一类称为下丘脑调节肽的激素。事实上，这些调节肽就是一系列专门调节垂体激素分泌的肽类物质，总共有9名成员。其中有专门针对垂体促甲状腺激素分泌的促甲状腺激素释放激素、针对垂体促性腺激素分泌的促性腺激素释放激素、针对垂体促肾上腺皮质激素释放的促肾上腺皮质激素释放激素、

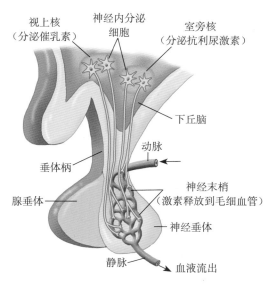

图 1-7 神经垂体发挥分泌功能的示意

对应垂体生长激素分泌的生长激素释放激素和生长激素释放抑制激素（生长抑素）、针对垂体催乳素分泌的催乳素释放因子和催乳素释放抑制因子。

这些调节肽通过血液循环到达腺垂体，特异性地识别相应的受体，从而发挥对腺垂体分泌功能的调节（图1-8）。

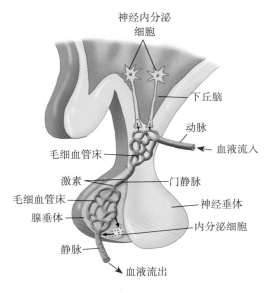

图1-8　腺垂体发挥分泌功能的示意

▶ 四、垂体：内分泌系统的高级指挥官

　　垂体恰好在下丘脑的下方，依靠着跟漏斗柄相似的小管道与下丘脑紧紧相连。从形态上看，垂体不过是一个小小的卵圆形小体，可它却是人体内最复杂的内分泌腺。如果把内分泌系统比作一支部队，垂体就是这支部队的"高级指挥官"。因为下丘脑与垂体紧密连接，所以垂体能够第一时间接收到下丘脑的命令，随后立即分泌激素，并将指令交给激素，让激素跟随血液循环流到身体

的各个组织去一一执行。

前面已经提及，垂体可以根据形态和功能进一步分为神经垂体和腺垂体。其中，神经垂体本身并不生产激素，主要配合下丘脑的联络工作，转运并暂时贮存下丘脑分泌的激素；腺垂体则能够识别并接收下丘脑生产的信号分子——下丘脑调节肽，进而负责生产一些激素，如生长激素、促甲状腺激素、促肾上腺皮质激素、促性腺激素、催乳素等，这些激素不仅与身体骨骼和软组织的生长有关，还可以影响其他地方的内分泌腺的活动。从这个角度来看，腺垂体不仅

是高级指挥官，还俨然像一个外交联络员，通过神经和激素的作用游刃有余地与多个器官、组织"打交道"（图1-9）。

下面列举了腺垂体分泌的、与人体健康乃至生命息息相关的激素及其功能。

（1）生长激素：它和生长有关，可以促进骨骼生长，让肌肉更发达。如果生长激素不足，那么肯定会影响一个人的正常生长；但某些情况下，因为垂体疾病而导致生长激素分泌过多，在儿童身上可能引起巨人症，而如果患者是成人，就会引起肢端肥大症。

（2）促甲状腺激素：促甲状腺激素

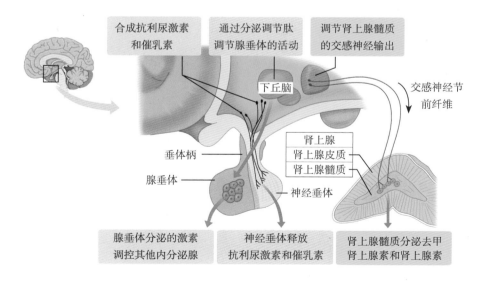

图1-9　下丘脑和垂体分泌的激素

是由腺垂体分泌的一种激素，它和甲状腺功能有关。如果这项激素水平增高或降低，就要考虑是不是有甲状腺功能异常、是否已经患上甲状腺疾病了。

（3）促肾上腺皮质激素：这种激素是非常重要的，它的释放频率和幅度与昼夜交替节律有关，在烧伤、中毒甚至突然遭遇危险情况时，它的分泌都会增加，从而激发肾上腺皮质激素的释放，增强抵抗力。从某个角度来说，它简直可以说是一种"生命激素"。

（4）促性腺激素：无论对于男性还是女性来说，这类激素对性腺的发育和分泌功能都有重要作用，要是它出了问题，无论男性还是女性都会遭殃。

（5）催乳素：这个激素促进乳腺生长发育，引起并维持乳汁分泌，并参与应激反应和卵巢功能的调节。当然，它和雌激素、孕激素彼此之间有一个很复杂的"制衡"关系。催乳素水平变化很容易影响女性的生理周期，严重的时候还会影响女性正常生育能力。

这只是腺垂体激素中的一部分，不过仅仅这一部分就不难发现，垂体不仅关系一个人的生长发育是否正常，甚至关系到个人健康乃至生命的维持。如果垂体出现问题，那么引起的后果必然是非常严重的，表现也是极为多样的。

补充知识

人们经常会说的"内分泌失调"指的是什么呢？内分泌系统不仅参与人体的代谢过程、促进生长发育，还维持人体内环境的相对稳定。因此，一旦内分泌系统出现紊乱，人体也会表现出各种疾病，比如容易生气发怒、个子长不高、脸上长痤疮等。造成内分泌失调的原因有很多，包括环境、生理、遗传、情绪和营养因素等多个方面。

第二章
身高的操纵者之一 —— 生长激素

▼

　　每位同学一定都听过爸爸妈妈这样的催促："早点睡觉，要不个子该长不高了！""快点做作业，还能出去运动运动，好长大个儿！"从家长们的话语中不难发现，身高作为人体美和健康的标志，与体型肥瘦一样，早已成为人们关注的热点之一。那么，到底是哪些因素影响了人的身高呢？

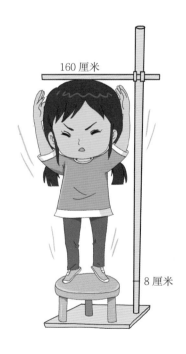

160 厘米

8 厘米

经过长期曲折的探索和大量的科学研究，1971 年美国加州大学化学家李卓皓在《关于人体成长的分子研究》一文中指出，人体骨骼生长发育的关键在于腺垂体生长激素分泌量的多少。到 1975 年，美国人类骨骼研究学会《十年骨骼跟踪报告》再次证明了这一结论的正确性。越来越多的学者坚信腺垂体的生长激素分泌量决定着人类的身高。

第一章介绍过，腺垂体分泌的多种激素能够调节人体的新陈代谢和生长发育。其中，生长激素的"巡游范围"最为广泛，除了神经系统以外，其他的组织器官都被它视为靶器官，尤其是骨骼和肌肉这两大组织，是它的重点"关照对象"。那么，为什么生长激素这么厉害呢？原来腺垂体在生产它的时候赋予了它一种特殊的密码信息，以至于生长激素最钟情于细胞内营养物质中的蛋白质。而且，一旦它遇到骨骼和肌肉时，便会立即释放密码信号，让骨骼和肌肉细胞尽情地吸收周边的蛋白质原材料，从而合成蛋白质，身体表现为刺激骨骺生长板中软骨细胞的生长，形成骺关节面骨长度的增长（图 2-1）。此时，生长激素并不会停止释放密码信号，为了加快细胞的新陈代谢，它们也会马不停蹄地工作着。

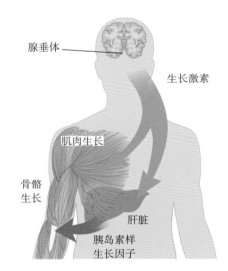

图 2-1　生长激素的分泌与作用部位示意

然而，是不是生长激素分泌的愈多愈好呢？答案当然是否定的。无论它的数量多与少，都会影响人体的生长发育。比如，当幼年时期生长激素分泌过少时，便会减少蛋白质的合成，从而使骨骼和肌肉无法茁壮成长，儿童就会表现为生长迟缓、身材矮小，有的成年后身高只有70厘米，这就是众所周知的"侏儒症"；当幼年时生长激素分泌过多时，人体就会合成过多的营养物质，这些物质源源不断地被运送到骨骼和肌肉时，身体就会过分生长，成年后，有的身高可达2.6米以上，这就是"巨人症"；如果成年人生长激素分泌过多，由于长骨的骨骺已经愈合，身高不能再增长，而只能使短骨过分生长，形成手大、指粗、鼻高、下颌突出等现象，叫作"肢端肥大症"；同时，大量营养分流到骨骼和肌肉，内脏部门得到的就会少之又少，如此一来，内脏的功能就会大打折扣，从而引发一连串的病症。由此看来，生长激素的"产量"必须要刚刚好，太多、太少都不行。

▶ 二、如何助力孩子长高

都说孩子的身高是"三分天注定，七分靠打拼"，有些人虽然通过遗传父母的基因，起跑线可能很高，但是后天如果不注重的话，并不是每个人都能长成大高个的。在生活和工作中，高个子的人确实更受欢迎。因此，父母们不惜一切代价，都会在多方面举全家之力，帮助孩子长个子。那么，怎么做才是科学、有效地助力孩子长高呢？针对生长激素分泌的影响因素，专家从以下几个可以掌控的方面给出了建议。

第一，要保证充足的睡眠。生物学家研究内分泌腺分泌规律时发现，对青少年来说，睡得好就会长得高。身高的增长，取决于骨骼的不断增长，而骨骼的生长又受内分泌腺的控制。影响身高的激素主要有生长激素、甲状腺激素和性激素，其中生长激素的作用最为显著。它的分泌有明显的规律性，即白天分泌较少，夜晚睡眠时分泌较多。当同学们夜晚深睡1小时后，生长激素的分泌量超过白天的5～7倍，此时性激素和促甲状腺激素的分泌也很旺盛。研究发现，晚上 8 点睡觉和晚上 10 点睡觉的孩子相比，后者生长激素的分泌高峰会明显降低（图 2-2）。因此，成人可以晚上工作，白天补觉，但是急需生长激素的孩子，绝对不能熬夜，在不同的年龄段需要保证如表 2-1 所示的睡眠时间。

第二，要保证充足的营养。蛋白质和钙是骨骼和肌肉生长的原材料，也是身体长高的营养来源。保证它们的摄入最有效的方式就是：每天喝 1～2 杯牛奶，这就基本上满足了一天大约 1/3 的钙和蛋白质需求量。不爱喝牛奶的孩子也可以进食酸奶、奶酪进行营养补充。同时，营养必须均衡。如果偏食、挑食的话，营养吸收不全面也是不行的。因

此，不仅优质的蛋白质，各种促进新陈代谢的 B 族维生素和维生素 E 也要得到合理补充，豆类、杂粮及新鲜水果、蔬菜等所含营养成分都有助于骨骼的充分发育，即骨骼的增长、增粗、增宽和骨皮质增厚。所以，要想长个子，一定要改掉挑食的坏毛病！

第三，合理的体育锻炼有助于增加身高。根据调查，1 年的体育锻炼就能使男孩子的身高比不锻炼的同龄者多长 1～2 厘米，女孩子多长 2～3 厘米，经常锻炼比不锻炼的小学生高 5 厘米左右。因为体育锻炼后能显著增加生长激素的分泌，加强骨细胞的血液供应，有助于提高骺软骨的增殖能力，同时对骺软骨的增殖有良好的刺激作用。运动还

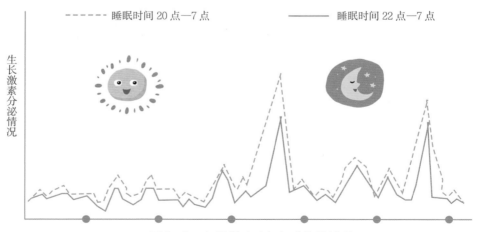

图 2-2　生长激素 24 小时分泌情况

表 2-1　不同年龄段需要保证的睡眠时间

年龄	推荐睡眠量／（小时／天）
0～3 个月	14～17
4～11 个月	12～15
1～2 岁	11～14
3～5 岁	10～13
6～13 岁	9～11
14～17 岁	8～10

会锻炼肌肉、骨骼，使之更加健壮（图 2-3）。

每天进行合理的运动，是助力孩子长高的因素，尤其是户外运动，比如跳绳、游泳等都是非常好的运动方式，还能帮助孩子养成热爱运动的良好习惯。户外运动还能让孩子更好地接触阳光，有助于促进钙的吸收。

第四，尊重增长规律。人一生中的两个生长高峰期是婴儿期和青春期。虽然一些同学的各项身体检查结果正常，但是家长还是不能释怀，急于求成，拼命补钙，服用一些所谓的增高产品，可能会导致骨骺线提前闭合或者性早熟，让孩子白白丢失了长高机会。

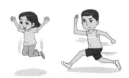

跳跃、跑步等

有效牵拉肌肉和韧带
刺激骺软骨增生

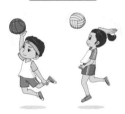

篮球、排球等

锻炼弹跳能力、反应能力
和协调能力

引体向上

游泳

促进脊柱骨
和四肢骨的生长

拉伸脊柱
促进脊柱骨的增生

图 2-3　能够助力青少年增加身高的
体育锻炼方式

人的身高是指从头顶到足底的全身长度。正确检测孩子身高的方法如下：双腿并拢，靠墙，使脚后跟、屁股、后脑勺全贴着墙，立正站直，爸爸妈妈拿一个书本从上面垂直往下走，记录测量的时间和身高。每 2～3 个月测一次身高并做好记录，后一次减去前一次除以间隔的月份乘以 12，就是一年能长高多少厘米。身高的增长规律与体重增长相似，年龄越小增长越快，在婴儿期和青春期会出现两个生长高峰。

从出生到 3 岁为儿童身高第一个快速增长期。男女婴儿出生时平均身高为 50 厘米，出生后第一年身高增长 20～25 厘米，满 1 岁时平均身高为 70 厘米；出生后第二、第三年每年身高最少增加 8～10 厘米，满 2 岁时，孩子的平均身高为 80 厘米；满 3 岁时，孩子的平均身高为 89 厘米；3 岁以后，儿童的身高增长逐步放缓，每年增长 4～7 厘米。

从青春期开始，儿童身高进入第二个快速增长期。一般情况下，男孩在 12 周岁左右开始生长加速，14～15 岁是身高增长最快的阶段，16 岁以后增长速度减慢，到 18～20 岁时身高就不再继续增长。女孩生长突增出现的时间比男孩要早 2 年，一般在 10 周岁左右开始生长加速，11～12 岁是身高增长最快的阶段，13 岁以后增长速度减慢，到 16～18 岁时身高就不再继续增长了。整个青春期男孩身高每年增长 7～9 厘米，甚至 10～12 厘米，总的增长量为 25～40 厘米；女孩身高每年增长 5～7 厘米，最多 9～10 厘米，总的增长量为 15～25 厘米。

如果儿童的身高低于同性别、同年龄、同种族儿童平均身高的 2 个标准差，每年生长速度低于 5 厘米时，就可以被诊断为"矮小症"（图 2-4）。足球明星梅西小时候曾被诊断为矮小症，因为家里承担不起注射生长激素治疗所需的费用，梅西险些因为矮小症而断送自己的足球生涯。因为他的天赋和努力，巴塞罗那给他支付了治疗费用，最终使他摆脱了矮小症，成为超级足球明星。这

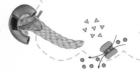

是一个生长激素治疗矮小症的成功案例，在这样案例的激励下，很多家长就会由于孩子身高增长停滞，带孩子去检查生长激素，结果稍微低一点，家长第一个想到的就是赶紧补充生长激素，不要让孩子输在起跑线上！

对于生长激素分泌不足引起的矮小症，确实可以通过补充生长激素治疗，但需要注意的是治疗黄金期在4～9岁。一旦错过最佳治疗时间，滥用"生长激素"，非但不能让孩子增高，还会引发四肢肥大、代谢紊乱等问题。

如果孩子不缺生长激素，未来身高也不算矮，甚至已经达到遗传目标，就不建议使用生长激素来增高。一方面由于生长激素水平是正常的，生长速度也是正常的情况下，使用生长激素不一定有效果。二是生长激素也是激素，属于生物制剂，不可避免地会引起血糖、血脂、甲状腺功能、胰岛素样生长因子超高带来的不良反应，有些不良反应可能比缺乏生长激素更难解决。因此，建议这种情况尽量不要使用生长激素治疗。

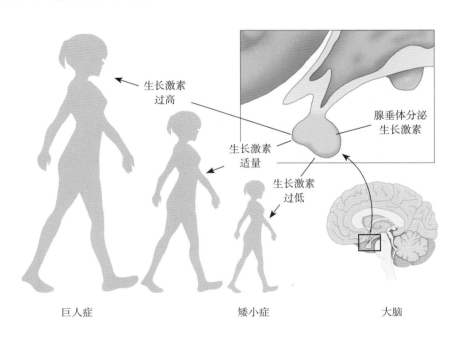

图2-4 幼年时期生长激素分泌异常导致矮小症和巨人症

2007年10月，世界体坛近乎空前的一起兴奋剂丑闻惊现美国体坛：一直否认使用过兴奋剂的昔日世界第一"女飞人"琼斯当庭坦白，我使用了兴奋剂，我欺骗了整个世界。在整个事件中，另一个"主角"——琼斯服用的兴奋剂的成分之一就是人类生长激素。

前面介绍过，生长激素可促进蛋白质合成增加，促进儿童期、青少年期骨的生长，临床主要用于矮小症的治疗。它还可促进合成代谢，帮助肌肉增长，加强肌腱力量，从而使人肌肉强壮、力量增加，获得竞技优势，因而被用作兴奋剂。但是2008年《美国内科学年鉴》的一篇荟萃分析指出，现有科学证据并不支持生长激素能增强运动能力这一观点，虽然其能减少机体脂肪含量，但并不增强肌肉力量，此外生长激素可能降低运动员运动耐量，增加不良事件发生率。要知道，荟萃分析在科学证据等级中是最权威的，看来运动员服用生长激素想取得好成绩拿奖牌的美梦怕是没戏了，不但白忙活了还可能需要面对日趋严格的反兴奋剂检查。

事实上，琼斯因使用含有人类生长激素的混合兴奋剂而受重罚，是自己"认罪"而不是被检测出来的。运动员之所以敢大胆使用人类生长激素，主要是由于检测它的手段落后，在琼斯东窗事发之前尚未查出一例服用生长激素阳性者，因此许多运动员认为它是"安全"的，敢于铤而走险。

使用此类药物要背负巨大的健康风险：肢端肥大、畸形，伤害肝和骨骼，甚至可能带来感染致命疾病（如艾滋病）的高风险。此外，过度服用生长激素可抑制糖的消耗，导致高血糖和尿糖；还能降低胰岛素敏感度，引起葡萄糖不耐受。据国外报道，80%过量使用此类药物的人均患有糖尿病，需要胰岛素治疗，还可能导致月经紊乱、性欲减退和阳痿等。

由此可见，服用人类生长激素用来提高竞技体育成绩的做法会对运动员身体健康造成极大的危害，同时对于国家名誉也会造成不可挽回的损失。

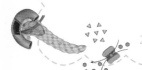

第三章
控制血糖的王者——胰岛素

▼

  大家对糖尿病一定都不陌生，我们身边每 10 个人里，可能就会有 1 个糖尿病患者。根据国际糖尿病联盟最新数据，2017 年全世界约有 4.25 亿成年人患糖尿病，而且糖尿病的发病率还在持续地快速增长。中国是世界上糖尿病患病人数最多的国家，2017 年时患病人数已经达到 1.14 亿。

  曾有人开玩笑说，糖尿病是人类社会第二大常见疾病，仅仅落后于流行性感冒！虽然有些夸大其词，但绝非危言耸听。正因为糖尿病是如此常见，大家对这种疾病或多或少有些了解，都知道它与血糖的升高相关，通过胰岛素等药物可以控制这一顽疾，但是并不清楚血糖升高对机体的危害以及胰岛素是如何调节血糖的。下面就和大家通过认识糖尿病，一起来学习胰岛素相关的历史和知识。

一、糖尿病的历史有多古老

尽管科学家们发现糖尿病的发病率与人类生活水平的提高、工业革命、食品工业的发展和人均收入水平相关，因此被人们认为是"富贵病"，但是人类对糖尿病的文字记载，最早可以追溯到人类文明的初期。

关于糖尿病最详尽的报道和探究来自于古希腊人。2世纪前后的古希腊医生——卡帕多细亚的阿莱泰乌斯（Aretaeus of Cappadocia）（图3-1），在书中如此描述糖尿病患者的症状，至今读来如在眼前：

"糖尿病是一种可怕的痛苦疾病……肉身和骨头被不停地融化变成尿液排出。患者的生命是短暂的、令人不快的和痛苦的……难以抑制的口渴、大量饮水和排尿、五脏六腑都被烤干了……患者受恶心、烦躁和干渴的折磨……并会在短时间内死去。"

在古代希腊罗马的繁荣褪去之后，先人的智慧被埋藏在中世纪的黑暗中长达千年，直至文艺复兴的到来，阿莱

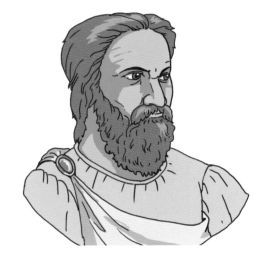

图3-1　阿莱泰乌斯

泰乌斯的上述报道在16世纪被重新发现。而现代糖尿病的英文名（diabetes mellitus）也在16世纪被最终确定。

1874年，古埃及学家埃伯斯（Georg Ebers）发现了一本写在纸莎草上的古埃及医书，经考证该书创作于公元前1500年前后。埃伯斯如获至宝，并迅速将其翻译出版。这本书从此便以《埃伯斯古医书》（Ebers Papyrus）（图3-2）之名流传于世。在这本书中记载了一种症状为"多饮多尿"的疾病症状，甚至还记载了利用谷物、水果和甜酒对此进行治疗的过程。这是

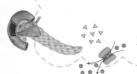

迄今为止发现的最早的关于糖尿病的文字记载。差不多在同一时期，古印度的医生们也注意到有一些患者的尿液会吸引大量的蚂蚁和苍蝇，而这正是尿液中含糖量高的标志。

在古代中国，东汉时期的人们便开始用"消渴症"来描述糖尿病症状。隋代的《古今录验方》中也记载了"小便至甜"的观察。药王孙思邈在唐代第一次提出糖尿病的运动和饮食疗法，建议少吃面食、多运动，这与现代医生们给糖尿病患者的建议不谋而合。

那么，糖尿病究竟是如何发生的？这就要从维持人体血糖稳定谈起。

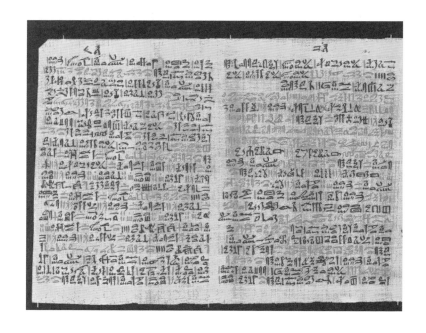

图 3-2 《埃伯斯古医书》

现存最早的医学文献之一。全书共 110 卷，约 20 米长。书中记载了大量疾病症状（包括癌症、糖尿病和精神疾病）的描述，以及混合了巫术和草药使用的治疗方案。该书现存于德国莱比锡大学博物馆。

二、人体血糖是如何保持稳定的

众所周知，糖尿病是一种和"血糖"，也就是血液中的葡萄糖水平密切相关的疾病。在正常情况下，人体通过食物摄取的葡萄糖通过血液循环运送到全身为人体细胞提供能量，而且血糖的产生和利用处于动态的平衡。下面，我们先来认识本节的主角——葡萄糖。

葡萄糖（图3-3）是一个由6个碳原子构成的碳水化合物分子，它可能是整个地球生物圈里，被利用和储藏的最广泛的碳水化合物，可以被看作"能量载体"。它并不是一个简单的分子，在生命还没有出现的太古宙海洋中，就已经有金属离子催化葡萄糖分子的分解，从而成为了生命最早的能量来源。

在今天的地球上，仍有大量的细菌通过分解葡萄糖来获取能量。当需要能量维持其生存和新陈代谢时，细菌就会将一份葡萄糖分子通过催化反应产生两分子的能量分子三磷酸腺苷（ATP）；同时也会利用太阳光的能量和各种环境中的化学能，源源不断地合成葡萄糖分

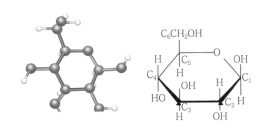

图 3-3　人体内葡萄糖分子结构

子。与细菌相比，像动物和植物这些更复杂的生物，对葡萄糖分子的利用更是花样翻新。一方面，高等生物通过更复杂的化学反应，能利用1份葡萄糖分子获取多达38份ATP分子，使得葡萄糖作为能量载体的效率大大提高。而另一方面，单个葡萄糖分子被进一步合成为更加稳定的大分子物质(如淀粉和糖原)，并在骨骼肌和肝脏的细胞里存储起来。这些大分子物质在身体需要时再分解成葡萄糖，从而为生物体提供更长久、更稳定的能量储存。比如，一个成年人体内的骨骼肌和肝脏里，存储了多达500克的糖原分子随时为身体供能；而不少植物更是在特化的根、茎和种子里储备着大量的淀粉，在满足自身存活需要的同时，

更为人类提供了各种可口的美食。

细菌的能量需求理解起来比较简单：自己这个小细胞，缺能量时就分解葡萄糖，不缺能量时就储备葡萄糖。而人体由上百万亿个细胞构成，这些细胞的大小、形状、位置和能量需求多种多样，十分复杂，而葡萄糖分子主要储备在肌肉和肝脏且人体不同的器官和细胞对能量的需求又总是在变动当中，那么它是如何判断身体什么时候缺乏能量？又是怎么通知肝脏和肌肉，让它们乖乖地释放葡萄糖分子以供身体需要的呢？

这就需要带大家认识体内调节血糖水平的两种重要激素——胰岛素和胰高血糖素。

▶ 三、调节血糖的法宝——胰岛素和胰高血糖素

人体就好比一台精密的仪器，面对不同的能量需求时能够通过自身分泌的激素对血糖水平进行调节，让它既不会过高，也不会过低。

人体这台精密的仪器不需要专门监测每个细胞，只要拥有一套血糖稳压系统，能够保证血液中的葡萄糖水平稳定即可。在这套系统的操纵下，身体所有的细胞，都可以稳定地从血液中获取能量，并保证血糖水平的稳定。比如，在运动或寒冷时，身体需要更多的能量，血糖稳压系统可以为血液注入更多的葡萄糖来满足能量供应；休息时，细胞不需要那么多能量，这套血糖稳压系统也可以及时停止把更多的葡萄糖输入血液中，同时将血糖变身为糖原暂时贮存，防止血液中积累过高浓度的葡萄糖分子。

人体里的这套血糖稳压系统，主要就是依靠两种激素的作用：胰岛素和胰高血糖素，它们都是由胰腺分泌的，而这两种激素的功能又恰好相反（图3-4）。胰岛素的功能是帮助血糖"减压"：当血液中葡萄糖水平过高时，胰腺上的胰岛素合成 β 细

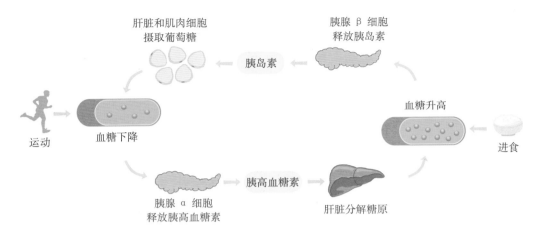

图 3-4　胰岛素和胰高血糖素的作用原理

胞（图 3-5）启动分泌程序，将富含胰岛素蛋白的囊泡释放入血液。胰岛素能够迅速结合到肌肉和肝脏中储存糖原的细胞，将血液中的葡萄糖分子进一步合成糖原并储存在这些细胞。这就相当于人体在能量富余状态下的储备机制。反过来，胰高血糖素的功能则是帮助血糖"升压"：当血糖水平过低时，胰腺的 α 细胞分泌胰高血糖素，它可以反胰岛素之道而行之，将糖原分解为葡萄糖并注入血液，为其他组织细胞提供更多的能量。当然，这套血糖稳压系统比我们说的要复杂得多。

人类一日三餐，进餐的间隔时间一般都有几个小时，每顿饭的食物总能提

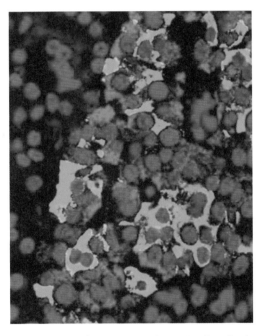

图 3-5　β 细胞（绿色）和 α 细胞（红色）的荧光显微照片

负责血糖"减压"和"升压"的 β 细胞和 α 细胞位置上非常近，两组功能相反的细胞之间也有直接的相互作用，以保证血糖水平的精确调控。

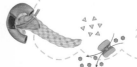

供几个小时的能量甚至更多。吃饭之前，身体会感到饥饿，此时血糖水平会处在一个相对低谷，而饱餐一顿之后，由于消化道将葡萄糖吸收入血，血糖会有一个急剧飙升的"尖峰时刻"。因此，血糖在正常情况下会出现规律性波动（图3-6）。与之密切相关的是血液中胰岛素水平的波动：可以看到，胰岛素几乎随着血糖上升应声而起，肩负着将血糖水平迅速调整回本底水平的艰巨使命。值得注意的是，如果食物中

淀粉含量低而蔗糖含量高，那么血糖波动水平还会更加剧烈和危险，这也是为什么高糖的食物不利于健康的原因之一。

因此，胰岛素除了要将血糖稳定维持在一般状态下的水平，还肩负着在餐后的血糖尖峰时刻力挽狂澜、维持血糖水平不要过高的艰巨使命。同时，人类作为杂食甚至还偏好肉食的动物，食物中除了碳水化合物之外还有大量的蛋白质和脂肪等能量分子，这些能量分子的代谢又和葡萄糖之间有着复杂和微妙的联系。但是总而言之，我们身体中这套血糖稳压系统，特别是胰岛素这一身体唯一的降糖激素，能够首当其冲地在关键时刻降低血糖，其意义是无论如何强调都不为过。

举例来说，按照美国糖尿病协会的建议，空腹血糖的正常值约为 5.5 毫摩尔每升（mmol/L，约 100 毫克每 100 毫升），而餐前（指中餐和晚餐前）和餐后血糖的合理水平在 5.0 ～ 7.2 毫摩尔每升和 10.0 毫摩尔每升左右。

那么，身体是如何维持血糖系统的稳定呢？首先，需要一个血糖实时监测

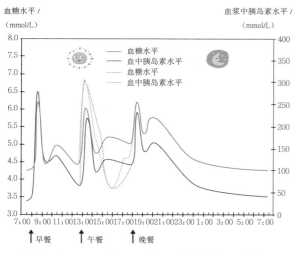

图3-6　一天中（三餐）人体血糖（红色）和胰岛素（蓝色）浓度变化的理想曲线

实线表示进食富含淀粉食品的情况，虚线表示进食富含蔗糖食品的情况。如红色实线所示，血糖水平在三顿饭前后会有急剧的波动，上升幅度可以达到 100%。

系统，告诉我们的身体血液中葡萄糖水平究竟如何；同时还需要一个快速反应系统，在血糖水平太高的时候，发挥迅速降低血糖的作用。

如图 3-7 所示，当血糖水平太高时，葡萄糖分子能够通过名为 GLUT2 的葡萄糖转运蛋白跨过细胞膜进入 β 细胞内，并迅速产生 ATP 能量分子，进而引发一系列的生物化学反应，最终导致胰岛素的大量释放。这套高血糖—胰岛素分泌系统可以非常灵敏地监测到血糖水平的异常升高。

随后，降低血糖的快速反应机制立即启动。血液中的胰岛素分子会随着血液循环扩散到全身各个地方，当它们接近那些负责存储葡萄糖的肌肉和肝脏细胞时，会识别出这些细胞表面的胰岛素受体，从而激活这些细胞内一系列的化学反应，最终通过另一种葡萄糖转运蛋白 GLUT4，为葡萄糖进入细胞内打开大门，将血液中的大量葡萄糖摄入其中并转换成糖原存储起来，从而很快降低血液中葡萄糖的水平。由此可以看到，这套胰岛素分泌－糖原合成系统（图 3-8）可以非常高效地降低过高的血糖水平。

那么这套看起来如此精密、万无一失的血糖调节系统，又是如何与糖尿病这种常见的疾病发生关系的？

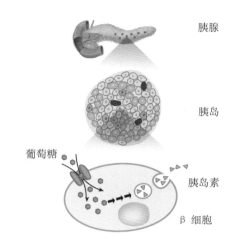

图 3-7 血糖实时监测系统

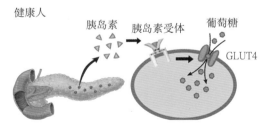

图 3-8 胰岛素分泌－糖原合成系统

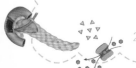

前面说过,"血糖升高—胰岛素分泌"这套系统就是人体天然存在的血糖监测器。如果这套系统出了故障,比如说胰腺的 β 细胞大量死亡,从而扰乱了胰岛素的正常合成与分泌,因此不管血糖如何飙升,胰岛素分泌总是很低甚至没有。那么,这套血糖监测系统就失去了灵敏监测的功能了。而随之带来的后果,自然就是血糖的异常升高。

另外,胰岛素能够打开肌肉和肝脏细胞上的葡萄糖通道,把血液中的葡萄糖大量摄入细胞内,并变成糖原储存起来。如果这套胰岛素分泌－糖原合成系统出了故障,比如肌肉和肝脏细胞因为某种原因不再听胰岛素的指挥,不管来多少胰岛素分子喊"芝麻开门",都拒绝打开 GLUT4 通道让葡萄糖分子进来,后果仍然是血糖的异常升高。

事实上,以上分别就是大家熟知的"1 型糖尿病"和"2 型糖尿病"的基本面貌了(图 3-9)。

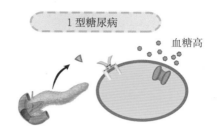

1 型糖尿病

血糖高

胰岛分泌过少的胰岛素

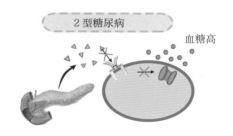

2 型糖尿病

血糖高

细胞对胰岛素不敏感

图 3-9　1 型和 2 型糖尿病的发病机制

1.1 型糖尿病

这是一种较为小众的糖尿病,据估算仅占到所有糖尿病患者的 5% ～ 10%。1 型糖尿病往往在患者幼年时期就已经发病,因此也被称为"幼年糖尿病"。

直到今天人们仍不完全清楚 1 型糖尿病的发病机制,只是能够确定这种疾病是先天遗传因素和后天环境因素共同作用的结果,是一种自身免疫疾病。简单地可以理解成，身体的免疫细胞本应是积极攻击侵入身体的各种外来病原体的守卫者，但是突然开始疯狂攻击专门合成胰岛素的 β 细胞，并将它们一一杀死，最终的结果是胰岛素的释放减少，导致负责血糖监测的系统出了问题。根据发病原理，这类患者只要能够科学地接受胰岛素治疗就可以明显改善症状（图 3-10）。

2.2 型糖尿病

和 1 型糖尿病不同，2 型糖尿病与身体的整体代谢状况有显著的联系：年龄增加、肥胖、缺乏运动、高血压和高血脂。

前面介绍过，"胰岛素分泌-糖原合成"是一个有很多步骤的过程：胰岛素要找到细胞表面的胰岛素受体蛋白，要激活一系列的细胞内化学反应，要增加和激活细胞表面的葡萄糖"大门"GLUT4，要把进入细胞的葡萄糖合成糖原……这里面任何一个步骤出问题都有可能使胰岛素无法施展"才华"：胰岛素受体太少、GLUT4 大门怎么叫都叫不开、糖原合成受到干扰……简单来说，虽然 β 细胞产生胰岛素的机制总体

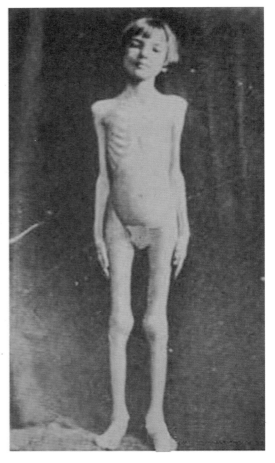

图 3-10　1 型糖尿病患者

年仅 11 岁的她此时骨瘦如柴，正在静静等候死神的敲门。不过值得庆幸的是，这张照片摄于 1922 年，就在那一年，胰岛素被发现并迅速被用于治疗糖尿病。这个孩子得救了。

还算令人满意，但是肌肉和肝脏细胞却失去了对胰岛素的反应。这背后的机制还需要科学家们逐渐地探索。

对 2 型糖尿病的治疗方案包括了生活方式改变到药物治疗在内的诸多要素。

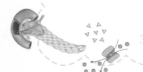

在多数非紧急情况下，治疗 2 型糖尿病并不需要注射胰岛素：因为它是反应失灵，产生胰岛素的监测系统还是比较正常的！科学家会用"胰岛素抵抗"来描述这种反应失灵的症状。

无论是哪种类型的糖尿病，都带给患者巨大的痛苦，那么高血糖究竟存在哪些危害呢？

3. 高血糖带来消瘦和死亡

正常情况下，人体从食物中获取的能量除了极少部分被细胞直接利用，绝大多数都会被肝脏和肌肉组织以糖原的形式储存起来。而糖尿病患者的身体失去了存储葡萄糖分子以备能量不足之需的能力，与长期营养不良类似。患者如果不经有效治疗，会在极端营养不良中痛苦地死去。

营养不良的一个不良反应可能会出现得更快、更严重：人体在极端缺乏糖类的时候会不得已消耗体内的脂肪合成酮体，为大脑紧急提供能量。而酮体合成会引起血液酸化（pH 值低于正常生理范围），导致严重的急性酮症酸中毒。因此，重症糖尿病患者往往口气有一股浓重的烂苹果味，其原因也正是酸中毒。

4. 高血糖带来的多饮多尿

血液中多余的葡萄糖，最终通过尿液排出了体外（这也是"糖尿"的来源）。尿液的产生通过肾脏实现：血液通过毛细血管流经肾脏，将血液中的"多余"物质（如尿素、金属离子、葡萄糖等）通过过滤产生尿液。在这个过程中，我们的身体会很注意节约用水：产生的尿液中的水分会尽可能地被重新吸收利用，只排出高度浓缩的尿液。但是如果尿液中葡萄糖含量太高，尿液浓缩的功能就大打折扣，大量宝贵的水分就因此随尿液排出体外。随之而来的后果就是，糖尿病患者如果没有经过有效治疗，就会在不断的"大量饮水—大量排尿"的干渴循环中痛苦挣扎。

5. 糖尿病的并发症

如果血糖水平得不到严格控制,高浓度的葡萄糖还会导致糖尿病并发症。比如糖尿病肾病,由于血糖过高引起的眼部并发症甚至失明(图 3-11)、由于长期末梢血管流动性变化带来的糖尿病足等。这些糖尿病并发症会带来长期的健康威胁和社会医疗成本的增加,需要引起我们的高度警惕。

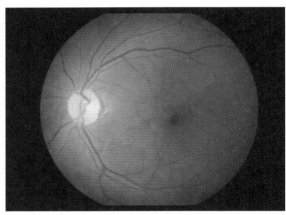
健康的视网膜

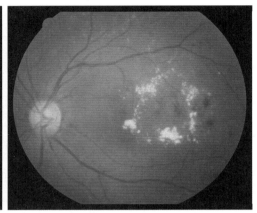
糖尿病引起的黄斑部水肿的视网膜

图 3-11　糖尿病引发的眼底病变
长期血糖过高会导致晶状体内糖含量随之升高,从而诱发晶状体内蛋白质的缓慢变性、聚集和沉积,可能导致视网膜的一系列相关病变。

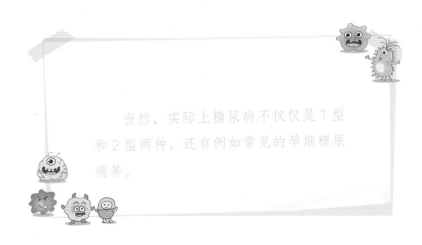

当然,实际上糖尿病不仅仅是1型和2型两种,还有例如常见的孕期糖尿病等。

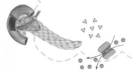

五、你知道班廷的伟大贡献吗

现在，大家都知道，注射胰岛素是治疗糖尿病的重要手段之一，但是它的发现和提取之路并非一帆风顺。在 1920 年之前，科学家在追寻胰岛素的道路上取得了一系列的成就。

1889 年，冯梅林和闵科夫斯基的开创性工作表明动物胰腺能够产生一种物质（也就是胰岛素）可以有效地控制血糖，他们还通过摘除胰腺建立了第一种糖尿病的动物模型。

1901 年，尤金·奥培将胰腺的两个功能在解剖学上清晰区分开：一部分是分泌消化酶的腺泡，另一部分则是分泌胰岛素的胰岛。而在第一次世界大战前后，已有研究初步证明：粗糙的胰腺提取物能够降低血糖。在此基础上，试图从胰腺粗提物中纯化出真正的胰岛素的工作尚未取得成功就受到了战争的干扰。

在这种情况下，一位退伍的落魄军医凭着偶然的发现攻克了困扰人类数千年的糖尿病。他从发现到以破纪录的速度斩获诺贝尔奖，仅用了两年的时间。

他就是加拿大的弗雷德里克·班廷。

班廷 1916 年在医学院学习时，并没有好好上过课，笔记本只用掉了区区 5 页，这对于强调记忆和背诵的医学教育来说简直难以想象。而在战后班廷的医学职业也进行得磕磕绊绊，试图在多伦多著名的医院谋职未果，一气之下班廷跑到了两百公里外的伦敦小镇开业行医，直到开业后第 28 天，才迎来第一位顾客——一个来购买医用酒精过酒瘾的退伍老兵，而他整个月的收入只有 4 美元！为生计所迫，他在诊所附近的大学谋得了一份兼职讲师的工作。而在 1920 年 10 月 30 日晚，就在班廷开始准备一堂关于糖尿病的讲义时，这个小人物的人生轨迹与关系到人类健康的这个重大谜题不期而遇。

年轻的班廷对糖尿病仅有极其肤浅的认识，在备课时，他研究了一篇来自美国明尼苏达大学的研究者刚刚发表的特殊病例。这个病例因结石阻塞胰管导致了胰脏萎缩，但胰岛却意外地留存了下来，并且没有引发糖尿病。班廷知道胰腺有两个功能：腺泡细胞分泌消化酶、胰岛分泌胰岛素。人们一直无法得到胰岛素，大概是因为消化酶能破坏胰岛素。那么结扎胰腺导管杀死腺泡细胞，胰腺里面大概就只剩下胰岛了，而且因为不再有消化酶，胰岛素就不会被轻易地破坏掉。所以这样一来，从胰腺中提纯胰岛素应该就会变得容易很多。这个结果让班廷无比兴奋。

于是，1920 年 11 月 8 日，充满热情的班廷走进了加拿大多伦多大学医学院生理学系主任约翰·麦克劳德（John James Richard Macleod）的办公室，他恭敬地说："教授，我有个新点子，也许可以帮助我们提纯胰岛素，就是那种来自胰腺的能够快速降低血糖的物质。"麦克劳德教授原本并不想理会这个冲动的年轻人，因为他没有良好的医学背景和任何动物实验经验，但实在架不住他的再三恳求。麦克劳德教授最终答应班廷，允许他在暑假的两个月里借用自己那间顶级的实验室，出于校友的情分，麦克劳德还给班廷提供了 10 条狗，并安排学生查尔斯·贝斯特（Charles Best）给他做助手。

1921 年 5 月份，班廷终于开始了他计划中的实验。在实验中，班廷将狗分成两组，一组要摘除胰腺，制备成糖尿病狗；另一组则首先结扎胰腺导管，待伤口恢复、胰腺腺泡凋亡之后，再杀狗取出胰腺（确切地说是胰岛），制备胰岛素的粗提液。随后，粗提液被注射到第一组糖尿病狗的体内，看是否能够降低这些狗的血糖水平。如果不行那么所有实验必须从头再来一遍，如果可以，那么班廷就可以继续用这一方法处理这些粗提液，每处理一步就注射给糖尿病狗来确定降血糖的功效，周而复始，直到找出真正的胰岛素。

然而，实验开始的时候并不顺利。班廷和贝斯特尽管最不缺乏的就是勇气和干劲，可是两个人在给狗做手术上却是不折不扣的新手。麦克劳德留下的 10 条小狗没多久就先后死在了手术台上，两人很快不得不自掏腰包从市场上买回更多的狗。直到夏天过去的时候，一只编号为 92（也就是说，已经有 91 条牺牲的小狗）的糖尿病牧羊犬，在接受了班廷和贝斯特准备的胰腺提取液注射之后，精神焕发地又活了回来，一直健康地活到半个月之后（图 3-12）！

此时，度假回来的麦克劳德迅速意识到了班廷工作的意义，尽管从发现时间上并不领先，但是至少班廷和贝斯特确确实实制备出了有血糖控制作用的胰岛素粗提液。

更为重要的是后来生物化学家克里普的加入，他很快摸索出了如何尽可能地排除胰腺粗提液中的杂物、制备出相对纯净的胰岛素溶液的方法。

终于，1922 年 1 月，一个名为莱昂纳多·汤普森（Leonard Thompson）的重度糖尿病患儿在多伦多总医院接受了胰岛素针的注射。奄奄一息的汤普森在一天之后血糖便恢复到正常水平，几天后就恢复了生机和活力。就这样，班廷他们用一种近乎于神谕的方式宣告，糖尿病等于死刑判决的时代终于一去不复返了。

1922 年 5 月，麦克劳德代表整个 4 人研究团队向全世界报告，他们提纯出了

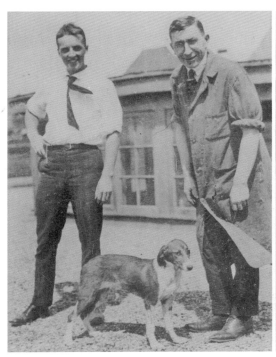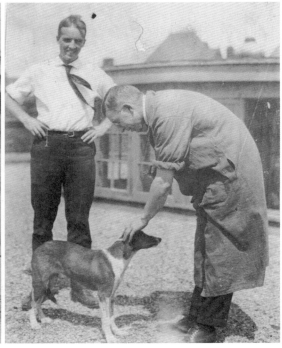

图 3-12　班廷（右）、贝斯特（左）和一条糖尿病小狗的合影

高效安全的胰岛素溶液，可以迅速治疗糖尿病患者。翌年10月，瑞典皇家科学院授予班廷和麦克劳德诺贝尔生理学或医学奖（图3-13）。在整个诺贝尔奖的历史上，从来没有这么快地授予一项发现。也许是因为人们在黑暗中等待糖尿病克星的出现，实在是等待得太久太久了。

在这项工作中，贝斯特协助班廷开始了胰腺提取液的最初成功制备，并尝试了使用酸化酒精从牛胰腺中大量提取的方法。麦克劳德为整个研究提供了技术和资金支持，同时利用自己的经验为项目提供了不可或缺的指导：从胰腺切除手术的教导，到改用兔子模型检测血糖。而克里普更是用他出神入化的生物化学手段，最终拿到了可以安全用于人体的纯净胰岛素。

而班廷，这个半路出家的小医生，正是他的勇气和坚持，才把这几位英雄人物凝聚在一起，最终为整个人类带来了战胜糖尿病的曙光。胰岛素发现者这个称号，他当之无愧。1989年，在他曾经行医的伦敦小镇，一束名为"希望"的火炬被伊利莎白女王郑重点燃（图3-14）。这束火炬将一直燃烧在以班廷名字命名的广场，直到另一位班廷式的英雄为全人类彻底治愈糖尿病。

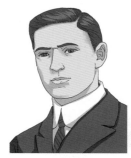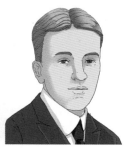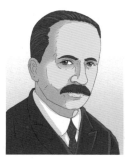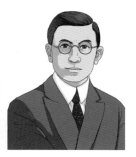

图3-13 为胰岛素做出卓越贡献的4位科学家

胰岛素的4位发现者：班廷（右1），麦克劳德（右2），贝斯特（右3），克里普（右4）。

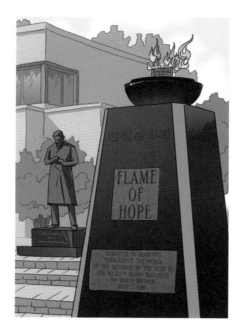

图 3-14　希望火炬

位于加拿大安大略省伦敦小镇的班廷广场，于 1989 年 7 月 7 日由英国伊利莎白女王亲手点燃。这束火炬将一直燃烧，直到人类最终发现治愈糖尿病的方法，并由这一方法的发明者亲手熄灭。这束火炬是纪念，更是提醒，提醒人们在最终战胜糖尿病和其他人类疾病的道路上，我们还有很多的工作要完成。

▶ 六、人工合成胰岛素的历史

班廷的时代结束了，但是胰岛素的百年传奇才刚刚开始。下面和大家一起来回顾人工胰岛素合成的百年历史。

1. 因苏林：第一支商业化胰岛素

尽管克里普运用他高超的生物化学技巧尽可能地去除胰岛素粗提液中的杂质，但是他们最终应用在患者身上的仍然是一管褐色的、有点混浊的、看起来挺可疑的不明液体，这是受当时制药技术和仪器的限制。那时的胰岛素生产者面临着两大困难：

首先，就是扩大生产。越来越多的患者慕名而来，而且糖尿病患者每天要接受至少3次胰岛素注射才能完全控制症状。因此，他们迫切需要提高胰岛素注射液的生产能力。

其次，在大规模生产中，需要保证不同批次原料的质量（万一牛吃了不该吃的饲料呢），需要保证每一步生产工艺的一致性（想想把成吨的牛胰脏均匀地绞碎就是个令人头大的任务），需要精确控制每一步工艺中的反应条件。

因此，面对始终在不断增长的全球性需求，科学家们第一次感到束手无策。与此同时，早在1922年初，美国著名的制药企业——礼来制药，已经摩拳擦掌地准备在这块糖尿病药物的沃土上开掘第一桶金了。研发主管乔治·克洛斯（George Clowes），早在当年3月份就已经联系过麦克劳德，希望以学术界和工业界联手的方式，展开胰岛素溶液的大规模生产。当时清高的麦克劳德拒绝了这一提议，然而越来越多的临床需求让麦克劳德改变了主意。

1922年5月，多伦多大学与礼来制药公司达成协议，由科学家们帮助礼来制药公司开展胰岛素的规模生产。到这一年秋天，礼来制药公司生产的胰岛素开始源源不断地运往多伦多，这让眼睁睁看着自己的患者因为缺少药物而死去的班廷欣喜若狂、喜极而泣。

为了保证胰岛素的顺利商业化生产，班廷、贝斯特和克里普为胰岛素申请了专利，并于1923年年初得到批准。随后3位科学家就以每人1美元的象征性价格，将这价值连城的专利转让给了多伦多大学，而多伦多大学随后又以非排他授权的方式允许在礼来制药公司开展胰岛素的大规模生产和销售。3位科学家的高风亮节，保证了糖尿病患者不会因为经济原因不能接受救命的治疗，他们值得我们长久地怀念和赞美。

1923年，第一支商业化的牛胰岛素注射液——商品名因苏林（Iletin / Insulin）上市。值得注意的是，这么一小瓶胰岛素注射液就需要消耗成吨的牛胰腺组织，这也使得动物来源的胰岛素难以满足全球需求。

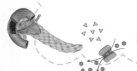

2. 桑格的拼图

因苏林的成功实至名归，但是因苏林的背后还有两个重大问题没有解决。首先是技术问题。尽管引入了高度自动化的生产线，尽可能地保证了因苏林产品的质量和安全性，但是因苏林始终是一种动物胰脏（牛的胰脏）的粗糙提取物，来源不同的动物胰脏可能会使提取物的成分和纯度都会有所改变。其次则是市场供应问题。从动物胰脏提纯胰岛素是一件极其低效的工作，每一瓶胰岛素注射液背后都是成吨的动物胰腺组织。按照这个比例，即便用上全世界牲畜的胰脏，提纯出来的胰岛素也没法满足全体糖尿病患者的需求。幸运的是，这两个问题最终被完美地解决。

1943 年，在剑桥大学工作的年轻人弗雷德里克·桑格（Frederick Sanger）从博士后导师那里接受了一个任务：测定牛胰岛素的氨基酸组成。在那个年代，生物化学家们想要了解一个蛋白质的氨基酸组成比例是比较容易的，可以使用各种手段把蛋白质拆分、破碎、分解，最终变成单个氨基酸，之后就可以根据不同氨基酸的特性测定出蛋白质中每种氨基酸的相对比例了。但是，桑格并不满足于停留在这一步，他希望能够最终测定胰岛素中氨基酸的序列，而不仅仅是组成。

这个想法背后的原因是，蛋白质分子不仅仅是氨基酸分子简单的混合，而是由不同种类的氨基酸分子按照一定顺序排列"串"起来的。但是究竟什么样的排列组合串起了不同的蛋白质，不同蛋白质的氨基酸排列到底又有多少不同？却不得而知。桑格认为，如果能真正测定一种蛋白质的氨基酸序列，这些问题都会迎刃而解。

最终，桑格使用的是一种类似拼图的测序方法。在每次试验中，桑格都用不同的方法把胰岛素分子随机切断成大小不一的几段，再用一种自己发明的荧光染料，特异地把片段一端的氨基酸染成黄色并确定其身份。这样每次打断－染色，桑格就可以知晓胰岛素中某几个断点处氨基酸的身份。经过成百上千次这样随机的重复，就可以确定胰岛素任意位置的氨基酸。就是这样，桑格很有耐心地拼起了这块由 51 个氨基酸组成的拼图的完整模样。而整个拼图过程，耗费了他整整 12 年的时间。

这项工作的意义远远超越胰岛素研究的本身意义，成为整座现代分子生物学的基石之一。通过桑格的工作，人们意识到每种蛋白质都有独一无二的氨基酸序列，正是这种独特的氨基酸排列顺序决定了每一种蛋白质特别的功能和特性。也正是桑格的工作，为人们后来理解遗传的奥秘，即 DNA 上携带的遗传密码如何决定了蛋白质的构成，奠定了基础。作为一项划时代的技术发明，桑格测序法也帮助全世界的生物学家们测定了成百上千的蛋白质结构。1958 年，桑格获得诺贝尔化学奖。

而对于本章的主角——胰岛素来说，桑格的工作提示了一种可能性：既然知道了牛胰岛素的全部氨基酸序列，是不是可以按图索骥，人工合成出绝对纯净的胰岛素呢？实际上，中国科学家在 20 世纪屈指可数的重大科学贡献之一，即 20 世纪 60 年代合成牛胰岛素的壮举，也是受到桑格工作的激励和感染。

3. 人的胰岛素

大家在看到前面故事的时候就可能会想，动物（主要是牛）的胰岛素，怎么可以用来治疗人的糖尿病？动物和人的胰岛素难道可以随意替换吗？

答案既是肯定也是否定的。例如牛的胰岛素，它的氨基酸序列和人胰岛素高度相似，仅有 3 个氨基酸有所不同。因此，在临床上它确实能发挥治疗人类糖尿病的功效，但是疗效确实比人的胰岛素要差一些；同时，这些小小的差别能够被人体灵敏的免疫系统识别，从而引发一定程度的免疫反应。

在图 3-15 里，每个构成胰岛素的氨

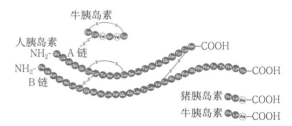

图 3-15 不同种属来源的胰岛素的氨基酸序列

基酸分子都用一个圆圈（和圆圈内的特定 3 个字母编码）表示。我们可以看到，牛胰岛素与人胰岛素有 3 个氨基酸的差别（绿色），而猪胰岛素相对更接近于人，

仅有 1 个氨基酸的差别（红色）。

但是如何生产出"人"的胰岛素？同学们可能已经想到了桑格的故事。既然桑格能够测定牛胰岛素全部 51 个氨基酸的完整序列，那么人们也可以照葫芦画瓢地测定出人胰岛素的氨基酸序列。如果能够按照测定出的序列信息，把 51 个氨基酸分子一个一个连成一串，不就能在实验室里"生产出"人胰岛素来了？

的确，在 20 世纪 60 年代，这种做法还真的一度成为人们的希望。1965 年，中国科学家成功地用单个氨基酸为原材料，在实验室中合成出了结构和功能都和天然牛胰岛素别无二致的蛋白质——结晶牛胰岛素。然而，这种方法效率极低，每一次将一个新的氨基酸分子连上去，其产出率都只有千分之几。因此在应用上，靠人工合成的"笨"办法制造人胰岛素是行不通的。

此时，又一次意识到人力有限的科学家们，转而开始寻求大自然的力量。

4.基因工程时代

1973 年，两位年轻的生物学家——斯坦福大学的斯坦利·科恩（Stanley Cohen）和加州大学旧金山分校的赫伯特·博尔（Herbert Boyer）合作发表了一篇学术论文，宣告了重组 DNA 技术的诞生和基因工程时代的到来。

科恩之前的研究兴趣是某些细菌中携带的名为"质粒"的环状 DNA 分子，它在很大程度上决定了细菌的抗药性，可以理解为能让细菌抵挡某种抗生素的能力。同时，质粒 DNA 能够在细菌之间来回传递，这一现象很好地解释了为什么一大群细菌可以很快地产生抗药性。而博尔关心的是细菌中一类有趣的蛋白质——限制性内切酶，它很像 DNA 剪刀，可以高度选择某一个位点把 DNA 剪成两段。他们在偶然的一次谈话中，产生了一个想法：利用限制性内切酶这把剪刀先把不同的质粒分别切开，再将它们粘成一个大环，这样形成新的质粒 DNA 就具有抵抗两种抗生素的特性。

几个月后，他们完美实现了这个想法。此时，鼎鼎大名的硅谷 KPCB 基金的合伙人罗伯特·斯旺森（Robert Swanson）看中了科恩和博尔的研究。斯旺森经过与二人沟通后，科恩和博尔决定分别辞职，与斯旺森共同创立基因泰克生物技术公司，探索基因工程的应用前景。而这家年轻的公司的第一个使命就是，利用重组 DNA 技术，让细菌为我们生产人胰岛素！

他们将两种抗性不同的环形质粒 DNA（紫色的 pSC101 质粒携带抵抗四环素的基因，而黄色的 RSF1010 质粒 i 携带抵抗链霉素的基因）提取出来之后，用一种名为 EcoR I 的限制性内切酶分别切断，再将两者连起来形成一个大环。这种"杂交"产生的质粒 DNA 如果被重新引入细菌，可以使细菌同时具备四环素和链霉素两种抗性。

有了桑格对胰岛素氨基酸序列的测定，以及科恩和博尔的重组 DNA 技术，这项任务实际上并没有看起来那么困难。首先，人们已经通过桑格的工作，完全了解了人类胰岛素完整的氨基酸序列，并顺藤摸瓜确定了人类胰岛素的 DNA 序列。因此，如果把人类胰岛素的 DNA 序列完整地合成出来，再利用重组 DNA 技术把它放到一个细菌质粒里面，这种细菌应该就能源源不断地合成人类胰岛素。

1978 年，年轻的基因泰克生物技术公司宣布生产出了人源胰岛素，其氨基酸序列和生物功能与人类自身合成的胰岛素别无二致。世界上第一种基因工程药物诞生了。1982 年，胰岛素领域的奠基人礼来制药公司开始以优泌林（Humulin）为商品名销售基因泰克的产品。优泌林的出现不仅仅意味着人源胰岛素完全取代了动物胰岛素产品，同时，它作为有史以来第一种基因工程药物，标志着生物技术产业的诞生以及医药行业的历史性变革。

5. 更多、更新、更好的胰岛素

我们曾经讨论过，血液中的胰岛素含量并非一条刻板不动的直线，而是在三餐前后有着明显的波动的曲线。胰岛素能够灵敏地响应体内血糖水平的变化，从而能够在饭前饭后协助血糖水平的稳定。

但是，通过注射器进入体内的胰岛素显然没有能力精确地追踪和响应血糖水平变化，如果注射高剂量胰岛素保证了餐后短时间内血糖的稳定，那么食物消化后这么多胰岛素很容易引起低血糖

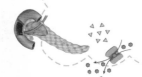

症状，甚至危及生命。因此从某种程度上说，接受胰岛素治疗的糖尿病患者仍然和健康人有着明显的区别。糖尿病患者仍然需要小心翼翼地调整自身的饮食规律和注射胰岛素的节奏，保证血糖水平能够处于相对合理的范围内。

那么，有没有可能制造一种作用时间更长的胰岛素，使得糖尿病患者不再需要每天反复提醒自己注射的时间，可以一针解决一天，甚至更长时间的血糖问题？有没有可能制造一种特别短效的胰岛素，一经注射马上起效，起效之后迅速降解，以此来应对餐后血糖的高峰？有没有可能制造一种能够模拟 β 细胞功能的仪器，顺应血糖水平的变化，灵敏地调节胰岛素的剂量？有没有可能制造出一种可以当药片吃的胰岛素，让糖尿病患者再也不用面对扎针的烦恼……

科学家们通过对人源胰岛素进行修饰，延长了胰岛素的作用时间，使得患者一天注射一次就可以调节基础血糖；也有通过基因工程的方法改造人胰岛素，生产出了能够在半小时内起效的快速胰岛素。与此同时，一种全新的给药方式——胰岛素泵也被发明出来。和每日几次的常规注射不同，胰岛素泵始终保持和血管连通、实时测定血糖水平，并根据血糖水平自动调节胰岛素的给药量。因此从某种意义上，胰岛素泵至少部分模拟了胰腺 β 细胞对胰岛素分泌的调节作用。

就在此时，更多、更新、更好的胰岛素，正在被全世界各地的科学家们研究和开发。尽管人类实现彻底战胜糖尿病的目标还需要更多的努力，但是在不久的将来，更好的胰岛素将会毫无疑问地出现在人类医学史上。

至此，我们关于胰岛素百年传奇的故事，也就说到了结局。

看完了胰岛素的百年传奇，大家可能会有一种印象，胰岛素似乎是治疗糖尿病的关键。另外一些同学可能就会想起来，糖尿病至少有两种主要类型，1型糖尿病是因为缺乏胰岛素，应该补充胰岛素进行治疗。可是2型糖尿病主要是由于胰岛素抵抗，也就是肌肉和肝脏细胞失去了对胰岛素的响应。那么打再多的胰岛素进去，会有用吗？

1. 两种糖尿病：重新发现

20世纪20年代，在胰岛素被发现和应用的初期，人们确实天真地认为只要有了胰岛素，糖尿病的问题就可以被完美地控制了，剩下的就是如何把胰岛素做得更纯、更方便使用、效果更加可控等。但是大家都忽略了一个细节：他们接触和治疗的糖尿病患者，虽然都出现了高血糖、多饮多尿、营养不良甚至酸中毒的症状，但却存在差别极大的两类人群。一类是非常年轻（大部分都不到10岁）的患者，同时看起来有那么一点的家族遗传（比如如果母亲是患者，

那么孩子有一成比例患病，这个比例已经非常高了）。而另外一类则年纪偏大，大多已经到了中老年患者，而且有差不多一半的人在患病前"中年发福"。这其实就是我们前面提到的典型的两种类型糖尿病患者。

医生们在临床治疗中也开始发现：胰岛素注射对于第一类患者往往立竿见影，只要保持规律注射，几乎可以重返正常人的日常生活方式。而第二类患者却对胰岛素反应缺乏，有时候需要注射大剂量的胰岛素才有效果，有一小部分患者则压根看不到什么效果。

十多年后，英国医生哈罗德·西姆沃斯（Harold Percival Himsworth）（图3-16）"重新"在现代医学的框架下发现了两种糖尿病的区别。他做了一个简单的实验，给糖尿病患者喝一杯浓浓的糖水，同时注射一针胰岛素，并在随后的1.5小时内不时地检测血糖水平。当一杯糖水下肚，经过消化道的吸收，不管是正常人还是糖尿病患者，都会出

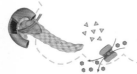

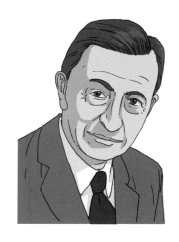

图 3-16 哈罗德·西姆沃斯
英国医生，糖尿病现代分类的奠基人。

现血糖飙升的情况，而胰岛素注射则会及时地帮助身体降低血糖。这个实验的意义在于，通过持续追踪糖尿病患者的血糖水平，可以很清楚地看到身体对胰岛素的反应情况：1 型糖尿病患者对胰岛素敏感，血糖下降得快，而 2 型糖尿病患者由于胰岛素抵抗，血糖则下降得慢。

显而易见，2 型糖尿病患者对胰岛素不敏感。因此，如果有办法能够提高这些糖尿病患者的胰岛素敏感性，则可以釜底抽薪地治疗 2 型糖尿病。那么，到底怎么做才能治疗 2 型糖尿病呢？

2. 山羊豆和炼金术

给缺乏胰岛素的 1 型糖尿病患者注射胰岛素，和让那些对胰岛素不敏感的 2 型糖尿病患者恢复敏感性，这两者难度的差别可不是一般的大。

自从 1889 年冯梅林和闵科夫斯基的工作之后，科学家和医生们的目标是明确而单一的：找到胰腺中那种能够抑制血糖的物质，然后用它来治疗糖尿病。甚至在班廷他们真正找到胰岛素之前，"胰岛素"这个名字已经早早地被起好了。而后者就不一样了。因为当时的人们对胰岛素如何实现降低血糖的功能知之甚少，只是知道动物注射了胰岛素后可以促进血糖进入肌肉和肝脏并且变成糖原。但是对于肌肉和肝脏细胞又是怎么感受胰岛素的存在，又怎么把葡萄糖照单全收，没有任何线索。即便到了今天，科学家们还在为"胰岛素抵抗"提出各种各样的假说。因此，为 2 型糖尿病患者对症下药，找出能够帮助他们提高胰岛素敏感性的药物，最开始一点线索都没有。

然而，没有比二甲双胍这种药物更能深刻地展现药物开发中的偶然性了。

在 20 世纪 20 年代（胰岛素被发现的年代），美国的牧民发现自家的牲口吃了一种新引进的牧草以后，会出现肺水肿、低血压的症状，甚至麻痹和死亡。这种新引进的牧草名叫山羊豆（图3-17），来自欧洲，因此很快被美国大多数州列为有害植物，防之如临大敌。而德国科学家唐累特在仔细分析了这种牧草的化学成分后发现，一种胍类物质（山羊豆碱）是牲畜死亡的罪魁祸首，而这种物质之所以能毒死牲畜是因为它能非常剧烈地降低血糖。

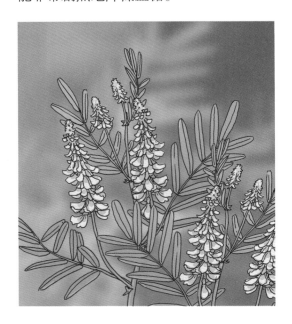

图3-17 山羊豆

于是，山羊豆碱被人们拿来检验其治疗糖尿病动物的效果，但是由于它可以直接毒死动物便理所当然地失败了。但是，科学家们已经掌握了它的化学结构，有机化学家们开始通过改造山羊豆碱的化学结构，试图找到一种能保留其药效但是去除其毒性的方法。这就是二甲双胍（图3-18）的来历。所以，二甲双胍可以看作是山羊豆碱一个脾气温和的小弟弟。

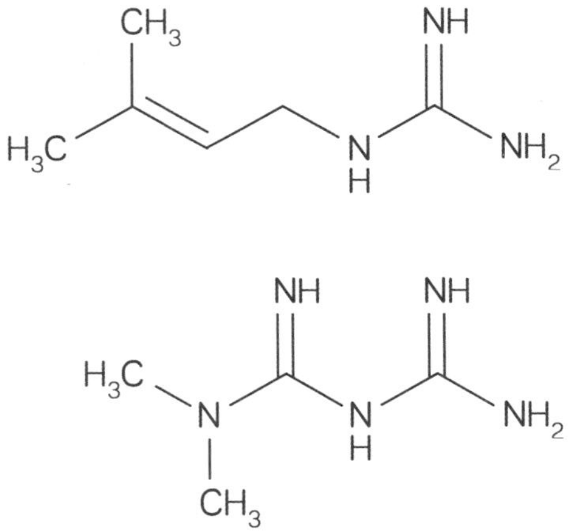

图3-18 两种胍类小分子——山羊豆碱（上）和二甲双胍（下）

二甲双胍是在山羊豆碱的基础上减少了一个碳原子，增加了一个氮原子构成的，因而含有两个胍基团。

然而，在1922年，胰岛素被发现，时运不济的二甲双胍便被遗忘了。在整整30年里，胰岛素成为糖尿病治疗的黄金标准。哪怕西姆沃斯医生已经在 1936 年重新发现了对胰岛素抵抗的 2 型糖尿病，胰岛素注射仍旧是医生的不二选择。直到 1957 年，二甲双胍被合成的整整 30 年后，法国人让·斯特恩（Jean Sterne）看到一位菲律宾医生的报道：用二甲双胍治疗流感时，有不少患者会出现严重的低血糖。他的第一反应是二甲双胍难道真的可以治疗糖尿病？于是二甲双胍重获生机。1995 年，二甲双胍正式进入美国这个全球最大的医药市场，此时距离山羊豆碱的发现，已经过去了 70 余年！

而最能体现二甲双胍的炼金术色彩的事实是：直到今天，我们仍然不完全清楚这种药物是如何降低血糖的，这个小分子很可能通过机体对胰岛素的敏感性，从而帮助肌肉和肝脏细胞打开大门吸纳更多的葡萄糖，让肝脏生产更少的葡萄糖；时至今日，二甲双胍是世界各国治疗 2 型糖尿病的首选药物，全球每年都有超过一亿人服用这种药物，它能够十分有效地提高 2 型糖尿患者对胰岛素的敏感性，从而缓解疾病症状。所有确诊 2 型糖尿病的患者都会在第一时间被告知需要服用二甲双胍。绝大多数 2 型糖尿患者不再需要接受每天的胰岛素治疗，只需要按时服药、调整生活方式，就能够健康安全地生活。

▶ 八、胰腺移植可以治愈糖尿病吗

在前面的章节里，大家通过糖尿病认识了胰岛素的百年历史和神药二甲双胍，对这种困扰人类 3 000 年的疾病有了更丰富的理解，对糖尿病治疗方法背后的科学探索有了更多的敬意。然而，糖尿病对于人类而言，仍是一种虽然可以有效控制但是无法完全治愈的疾病。因此在这一章的最后，大家不妨来看看科学家、医生和药物开发者们，还在做着什么样的努力来帮助糖尿病患者实现胰岛的正常功能。

Ⅰ. 偷梁换柱：移植一个好胰腺

到今天，胰岛素仍然是 1 型糖尿病患者和一部分血糖控制效果不好的 2 型糖尿病患者的首选和救命良药。而胰岛素注射治疗的问题也是显而易见的。在正常人体内，胰岛素的合成和分泌受到血糖水平的调节，因此能够及时和灵敏地随血糖水平起伏，从而把血糖控制在合理范围内。但是直接通过注射器进入体内的胰岛素却无法感知和回应血糖水平的细微变化。因此，胰岛素注射是一项挺有"技术含量"的工作，患者需要特别小心地监测血糖变化，注意用餐的节奏和食物的构成，稍有错漏后果也许会相当严重。

因此，一个显而易见的更佳选择是，在 1 型糖尿病的患者体内偷梁换柱，更换一个功能完好的胰腺，让身体器官自身去控制胰岛素的水平，而不再依靠注射器和针头。实际上早在 1966 年，医生们就成功实施了第一例异体胰腺移植（图 3-19），将器官捐献者的胰腺成功移植到一位 28 岁的女性体内。这位女性患有严重的糖尿病和糖尿病并发症，但是在手术后仅仅数小时，她的血糖水平

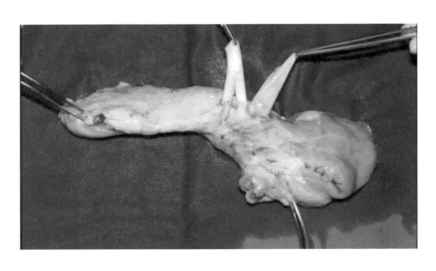

图 3-19　进行中的胰腺移植

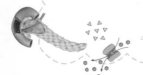

就出现了显著的下降，这一现象大大鼓舞了医生。在此之后，医生们也逐渐发展了活体胰腺移植的技术：将活体捐献者的一部分胰腺移植到患者体内，这样就可以摆脱对去世者器官捐献的依赖。在21世纪初，医生们还更进一步地发明了胰岛移植技术。医生只需要将捐献者的胰岛细胞输入胰腺，就可以部分恢复患者胰岛素分泌的功能，这样的手术比移植完整胰腺要简单得多。

以上几类胰腺"移植"的手术在过去的半个世纪已经成功地挽救了上万名严重糖尿病患者的生命。但是胰腺"移植"的努力最终会撞上一面叫作"异体排斥"的墙。简单来说，人体里的免疫系统的主要功能就是区分"自己"和"异己"，随后攻击"异己"保护"自己"。因此移植到体内的（他人的）胰腺或者胰岛，马上会被免疫系统盯上并攻击，从而导致严重的器官衰竭甚至死亡。正是因为这个原因，所有接受胰腺和胰岛移植的患者都需要终身服用抑制免疫功能的药物，而免疫功能遭到抑制会让人暴露在难以计数的病原体的威胁之下。

2. 另起炉灶：再造一个新胰腺

聪明的科学家在思考：有没有可能不走器官移植的老路，人工"制造"出一个自己的胰腺呢？这个想法听起来很好，但是难度也是显而易见的。

到目前为止，人类制造的能部分替代肺功能的呼吸机、能部分实现血液透析功能的人工肾等，它们的样子都还没有一丁点"人类"器官的影子，比较可行的是利用人体细胞重建人体器官。人体里的所有器官，包括胰腺在内，都是从一个名叫受精卵的细胞分裂而来的。因此从一个能够分裂增殖的人体细胞（即"干细胞"）制造出一个功能完整的胰腺可能并非天方夜谭。但是人体组织有着精密的结构，并非一大堆细胞的简单堆积就能叫作胰腺。胰腺的结构包括腺泡细胞和胰岛细胞，它们功能迥异，但是结构上包裹在一起，其中胰岛内具有多种细胞，包括分泌胰高血糖素的 α 细胞和分泌胰岛素的 β 细胞。这样复杂的构造要想在实验室里完整地模拟谈何容易！

为了跨越这个从单个细胞到成形组

织之间的天堑，至少需要有两个不同方向的策略。

第一个办法是用人体细胞制造一个可能难看一点，但是足够好用的人工胰腺。比如科学家们可以用某种人工材料先造出一个"支架"，之后将干细胞"接种"上去，经过一段时间的悉心培育，细胞就能布满整个支架表面并形成某种器官模样的结构了，即人造器官。美国一家名为 ViaCyte 的公司开发了一种人工胰腺，他们利用人体的胚胎干细胞在培养皿里进行定向培养，让这种细胞大量分裂并分化，之后将这些细胞装在一个几厘米长的小盒子里再种植入皮下，这么一个人工"胰腺"就完成了（图 3-20）。它能在某种程度上模拟出胰岛素分泌的功能。这个小盒子并不简单，它四面滤网上的滤孔直径很小，能够允许几纳米大的蛋白质、血糖这样的分子通过，但是不允许几微米大的细胞通过。因此免疫系统根本没有机会进入盒子接触到里面"别人家"的细胞，也就成功地避免了免疫反应的发生。听起来是不是很奇妙？

第二个办法听起来就更巧妙了。既然异体移植导致的免疫反应总是一个需

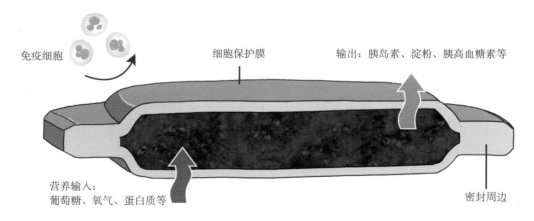

免疫细胞　　　　　　细胞保护膜　　　　　输出：胰岛素、淀粉、胰高血糖素等

营养输入：
葡萄糖、氧气、蛋白质等　　　　　　　　　　　　　　密封周边

图 3-20　ViaCyte 公司的革命性产品 Encaptra 的工作原理（以 PEC-01 为例）

Encaptra 就是制造一个容器，使得蛋白质和血糖小分子能够通过，而细胞无法通过，并在里面接种上能够分泌胰岛素的 β 细胞。这个容器植入身体之后，β 细胞就可以监测身体的血糖变化，同时灵敏地调节胰岛素分泌。与此同时，这个容器一方面能够防止 β 细胞流失，一方面阻止了人体免疫细胞的进入。目前，Encaptra 正在接受临床试验。

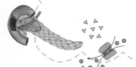

要面对和解决的问题，干脆试着把身体里的一部分细胞变成胰腺 β 细胞，这样的细胞是如假包换的"自己家"的细胞，绝对不需要担心异体排斥的问题。

而这个办法背后的挑战也是巨大的。要知道，人类身体中的各种功能细胞，从负责胰岛素分泌的 β 细胞、看见世界的视网膜细胞，到专门负责长发飘飘的生发细胞，虽然都是从一个受精卵分裂而来，携带着一模一样的遗传信息，但是不管从位置上还是从长相上都差异悬殊。而这种悬殊的差异是由细胞内成千上万个蛋白质分子的不同功能造成的，也意味着不同种类细胞之间转化是非常困难的。不过随着人们对细胞分化过程和干细胞生物学的深入研究，在制造"自己家"胰腺的道路上也有了不少闪光的发现。

米尔顿（Douglas A Melton）是哈佛大学教授，美国科学院院士，早年专注于发育生物学研究。当他的一双儿女被发现患有 1 型糖尿病后，他将全部精力投入到 1 型糖尿病（特别是如何制造胰岛 β 细胞）的研究中。2008 年，他的实验室发现只需要操纵 3 个基因的表达，就可在小鼠体内将胰腺腺泡细胞转化为胰岛 β 细胞，这样就架起了一座连接功能迥异的两个细胞类型之间的桥梁，也为治疗 1 型糖尿病提供了全新的思路。2014 年，他的实验室又成功地将人体细胞先转化为干细胞，再将它们在体外定向分化为 β 细胞。这次成功使得在体外大规模地制造 β 细胞成为可能，他又一次开创了一条通往再造新胰腺的道路。

不管是移植一个好胰腺，还是制造一个新胰腺，都有希望成为糖尿病患者的重要治疗方案。但是喜欢寻根究底的同学也许仍然会不满足，他们可能会问："1 型糖尿病是一种自身免疫疾病，是因为免疫系统杀死了自己的 β 细胞导致的；2 型糖尿病则是代谢疾病，是身体对胰岛素失去响应导致的。可是怎么感觉所有方法，不管是胰岛素，还是二甲双胍，还是移植、制造胰腺，都像是治标不治本的方法？就没有方法让免疫系统不再攻击 β 细胞吗？就没有方法让机体恢复对胰岛素的响应吗？"不得不说，这些都是科学家们孜孜以求，但却始终没有被完美解答的问题。

3. 结语

在过去的一百多年里，胰腺的功能、胰岛素的发现、蛋白质测序、重组 DNA 技术、蛋白质结构晶体学……正是这些看似和糖尿病完全无关的科学进步最终将糖尿病关在了笼中，把它从一种可怕的绝症变成可控的慢性疾病。这些努力最终也能够揭秘人体的层层谜团，助力全人类免受疾病的困扰。

第四章
人体的发动机 —— 甲状腺激素

▼

在人体这座精密的工厂里，每一个细胞都好比是最基层的生产线员工，它的手脚越麻利，身体的新陈代谢就越快；如果它们工作松懈，那么代谢的速度就会减慢。因此，在内分泌系统专门设立了一个负责监测人体细胞工作效率的部门，它就是甲状腺。

甲状腺是人体最大的内分泌器官，位于颈部前侧，喉结正下方，气管两旁，就像一只张开翅膀的蝴蝶，正常情况下是看不到也摸不着的（图4-1）。它的作用相当于人体的"发动机"，不仅可以掌控细胞能量代谢的速度、维持人体的热量产生和代谢平衡，还可以协助心脏和肺维持正常的工作速度。

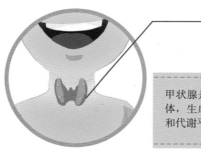

甲状腺位于喉结下前方，
形状像一只蝴蝶，一般触摸不到

甲状腺是人体内最大的独立内分泌腺体，生成的激素对维持人的热量产生和代谢平衡起着重要作用

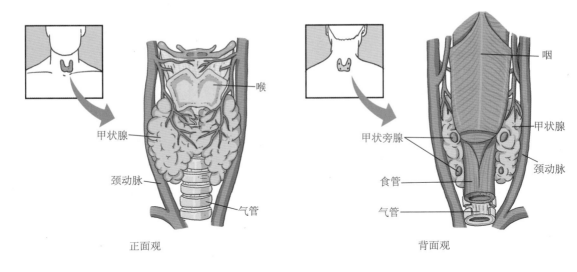

正面观

背面观

图 4-1　甲状腺

▶ 一、为什么要在食盐中加碘

　　在生活中，细心的同学一定会发现超市或家里的食盐外包装上都有一个"碘"字，这就说明家里食用的是加碘盐（图4-2）。那么为什么要在食盐中加碘呢？这还要从甲状腺激素的合成说起。

　　甲状腺的主要功能就是生产、加工和暂时储存甲状腺激素。碘和酪氨酸是合成甲状腺激素的主要原料。其中，酪氨酸在

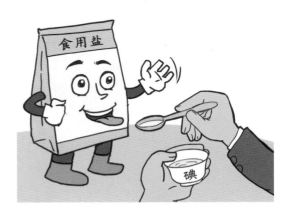

图 4-2　加碘盐

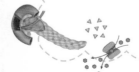

人体内可以自己合成，无须额外补充；而碘除了在海水中含量较高以外，在大部分土壤、岩石、水中的含量都很低，不能满足人体的需求，因此必须从食物中摄取。自然环境中碘含量低微到不能满足人体最低需要时称为环境碘缺乏，同样，把人体内碘不足称为体内碘缺乏。补充碘的常见食物包括含碘食盐、海产品（如海带）等。

这样一看，食盐中加碘好像理所应当。事实上，在食盐中加碘的问题一点也不简单，选择它可谓是天时、地利、人和的结果。

首先，加碘的载体必须是绝大多数人都会吃的。比如有的西方国家用面包作载体，因为他们的主食非常单一，面包几乎人人都吃。而中国人的饮食十分丰富，偏好也不同，很难找到一个普适的食物作载体。所以，人人都离不开的大概只有油、盐、水等。

其次，由于人体的碘需要量是相对稳定的，所以补碘载体（比如盐）的摄入量也必须相对稳定。只有这样，科学家通过数学模型计算出来的碘添加量才能符合绝大多数人的补碘需要。稳定性要注意两个方面：一方面是你自己吃的量相对稳定，一年四季的变化不大，而且今年吃多少，明年差不多还是这些；另一方面是不同年龄的人吃的量相对接近。

再次，选择补碘载体还需要考虑经济因素。补碘是公共卫生政策，花的是老百姓的钱。其实最早的补碘方式是美国人发明的用碘化钾水溶液补碘，但这个方法需要医生介入，不易推广，而且执行的成本太高，直到瑞士医生改良为食盐加碘。根据世界卫生组织的评估，拉丁美洲每人每年的食盐加碘成本仅1美分（全球总体水平是5美分），而健康收益换算成经济指标，投入产出比高达1：265，简直太划算了！

最后，食盐加碘还有其他优势。比如：食盐加碘有接近100年的历史，技术上最为成熟；碘盐的运输、保存都相对容易，便于送到偏僻的内陆山区，那里也常常是最容易缺碘的地方；通过食盐加碘不仅不影响食物的色香味，而且消费者的接受度高；由于存在膳食结构改变等因素，碘强化政策也需要不时调整，而食盐加碘量调整起来很方便；食盐的生产商通常比较少，这样更有利于监控质量，保证碘的添加量稳定。

那么，哪些人群最容易受碘缺乏危害影响？国家卫生健康委员会疾控专家表示，育龄妇女、孕妇、哺乳期妇女、0～3岁婴幼儿、学龄前及学龄儿童是最容易受碘缺乏危害影响的高危人群。根据世界卫生组织提供的参照标准，正常成年人每日碘适宜摄入量为150微克，孕妇及哺乳期妇女每天为200微克。

怎样才能做到科学补碘呢？专家提示，对于不缺碘地区的正常人群而言，每日膳食中摄入碘即能满足需求，因此要结合自身的碘摄入情况决定是否该吃碘盐（图4-3）。不缺碘地区的人群，通过适量摄入海带、紫菜、豆制品、禽蛋等含有碘元素的食物，就可以达到补碘的目的，不要为了补碘而盲目增加每日碘盐摄入量。生活在水源性高碘地区的居民、患桥本甲状腺炎和甲状腺功能亢进的人群可遵医嘱不食用或少食用碘盐。

由此可见，碘是维系生命活动必不可少的一种微量元素，与人的生长发育和新陈代谢关系密切，特别是对大脑的发育起着重要的作用，是人类的"智慧之源"。但甲状腺激素的产生必须利用碘作为原料，一旦人们从食物中摄取的碘少了，甲状腺这座"加工厂"就会因为"原料"不足而导致"减产"，也就是使人体内的甲状腺激素减少，从而引发人体一系列症状和危害，这便是碘缺乏病的成因所在。

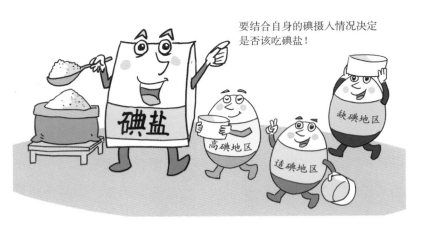

要结合自身的碘摄入情况决定是否该吃碘盐！

图4-3 根据自身实际情况科学补碘

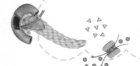

甲状腺激素是内分泌系统的一员，但是它却非常傲慢，究竟它有什么本事呢？原来它与生长激素一样，许多功能都是其他激素无法替代的。特别有趣的是，当甲状腺激素在工作时，生长激素总感觉这位兄弟没那么重要，但是只要甲状腺激素罢工1小时，身体就会出现各种问题，连生长激素都感到自己在缩减。

此外，在婴幼儿时期，大脑尚未发育完全，垂体这个指挥官工作也不太熟练，因此由它分泌的生长激素的"出勤量"自然也少得可怜。此时的甲状腺激素便大展身手，昼夜不停地促进大脑神经元的发育，并时刻监督骨骼和肌肉的增长和发育。因此，生长激素是甲状腺激素重要性的最好"见证人"，而且，这两"兄弟"经常强强联手，一起工作。

因此，婴幼儿缺乏甲状腺激素时，不仅会影响身体的生长发育，还会影响神经系统的发育，表现为智力低下、身材矮小，称为呆小症；婴幼儿缺乏生长激素所导致的侏儒症仅会导致身材矮小而不表现为智力低下（图4-4）。

当然，甲状腺激素不仅仅配合生长激素的工作，它更为重要的角色是细胞工作的"调速员"。它就像一名"监工"，时刻监控着人体细胞的工作效率，一旦有细胞"偷懒"，甲状腺激素就会出动，让它抓紧工作；而当某些细胞工作得过于积极，以致新陈代谢过快时，甲状腺激素就会督促它们放慢脚步。这项工作并不简单，尤其是对于心、肺等重要的脏器来说，甲状腺激素是它们不可或缺

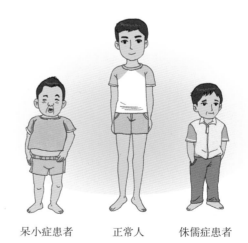

呆小症患者　　　正常人　　　侏儒症患者

图4-4　呆小症和侏儒症患者的不同表现

的"助手"，它可以保证心跳和呼吸不会过快或过慢，也就保证了人体的健康。

甲状腺激素身兼数职，它还是多种营养物质代谢过程的"监督员"，在这一点上，和它的好兄弟生长激素还是很像的。比如，甲状腺激素同样执行着促进主人骨骼生长的任务，因为它特别喜欢蛋白质，所以只要看到蛋白质原材料——氨基酸的影子，就会迅速扑过去开始忙着指挥蛋白质的合成，并督促骨骼细胞尽快将这些蛋白质收入囊中；它

还会强硬地将血液中的糖原和脂肪进行分解，从而转化成人体细胞产生能量的原材料，这些原材料一旦在细胞中"燃烧"，就会伴随着热量的产生。因此，甲状腺激素的水平一旦过高，人们就会感觉爱出汗，而甲状腺激素水平过低，人们就会感到浑身发冷。

因此，甲状腺激素是一个典型的"能者多劳型人才"，奔波于身体的各个部分，充当着"人体生长辅助器""细胞工作调速员""营养代谢监督员"多种角色。

▶ 三、甲亢与甲减，都是激素惹的祸

甲状腺激素的作用范围广泛而且不可替代。因此在正常情况下，身体对甲状腺激素的调节是非常精密和准确的。

图4-5展示了下丘脑-垂体-甲状腺轴对甲状腺激素的调节过程。甲状腺激素的分泌受下丘脑和垂体调节。下丘脑分泌促甲状腺激素释放激素（TRH）作用于腺垂体，使腺垂体分泌促甲状腺激素（TSH），促甲状腺激素又进一步

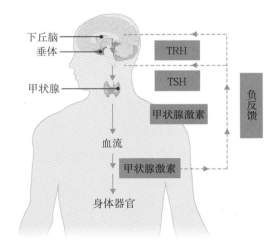

图4-5　下丘脑-垂体-甲状腺轴对甲状腺激素的调

作用于甲状腺。在碘缺乏的地区，由于摄入的碘量严重不足，人体无法合成足够的甲状腺激素，血液中甲状腺激素浓度低，此时，作为"监测器"的下丘脑就会收到这一信号，加快释放促甲状腺激素释放激素，后者把信号指令传递给垂体，垂体便迅速分泌促甲状腺激素，最终甲状腺收到指令，拼命合成和分泌甲状腺激素，从而引起甲状腺代偿性肥大。如果患有地方性甲状腺肿的孕妇没有及时补碘，胚胎发育缺碘会导致新生儿患先天性甲状腺功能低下，就是前面提到的呆小症。

此外，甲状腺本身还具有调节其机体的内在能力，以适应碘供应的变化，如前所述，甲状腺具有较强摄取碘的能力，以保证合成甲状腺激素的需要。垂体分泌的促甲状腺激素增强甲状腺吸收碘的能力。摄入碘过多可以抑制垂体促甲状腺激素的分泌，使促甲状腺激素减少，甲状腺吸收碘的能力下降，甲状腺激素合成随之减少，从而避免了甲状腺过多地合成甲状腺激素。

但是，碘过多对抑制甲状腺激素的合成只是短期的，长期碘过多则使甲状腺激素合成明显增加。碘过少可以兴奋垂体促甲状腺激素的分泌，使促甲状腺激素增多，甲状腺吸收碘的能力增强，于是甲状腺增生肥大，以加强甲状腺激素合成和充分利用碘，在一定时期内还可以维持正常的甲状腺激素水平，这种情况就是常说的"大脖子病"。但长期严重缺碘，甲状腺激素合成原料不足，导致甲状腺激素合成减少，从而发生甲状腺功能减退。

当甲状腺功能亢进时，也就是人们常说的甲亢，此时人体内的甲状腺激素水平会增加，引起所有代谢速度加快（图4-6）。甲状腺功能减退则是甲减，这时人体代谢变慢，整体表现为情绪低落、怕冷、腹胀、便秘、腹泻等症状。

由此可见，甲亢和甲减的患者表现出截然不同的症状，而这些症状竟然都是由小小的甲状腺激素引起的。因此，在生活和工作中，不能忽视甲状腺的相关疾病（图4-7），如果出现情绪低落、腹泻或便秘、变胖或变瘦、出汗和心慌等症状时，一定要及时就医，不要让甲状腺疾病对身体造成进一步的破坏。

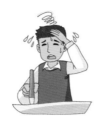
怕热、多汗

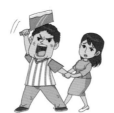
易怒、焦虑、烦躁

甲亢
症状

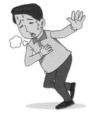
心慌、气短

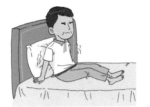
消瘦、疲乏无力

图 4-6　甲亢患者的典型症状

情绪低落或易怒

便秘或大便次数增多

嗜睡或失眠

皮肤干燥或多汗

变胖或消瘦

性欲减退

心慌

反应迟钝

食欲大增或味觉改变

脖子增粗

图 4-7　生活中应考虑甲状腺疾病的症状

第五章
亦天使亦魔鬼——糖皮质激素

▼

清晨，一缕阳光射进屋内，身体从睡梦中醒来。肾脏上方月牙形的叫肾上腺的地方，在蛰伏了一夜之后，接收到脑垂体的指令后开始工作。其中一些名叫束状带的细胞，开始分泌一种学名叫皮质醇的物质。这些皮质醇，又称为可的松和氢化可的松。它们就是本文的主人公——糖皮质激素的一种。

糖皮质激素具有调节人体三大营养物质（糖、蛋白质、脂肪）代谢的生理作用。1950年，英国药学家亨奇和肯德尔因为发现糖皮质激素，并且确证了它在风湿性疾病治疗上的效果而获得了诺贝尔生理学或医学奖。事实上，糖皮质激素可以被划分为内源性和外源性两大类。可的松和氢化可的松属于前者。外源性糖皮质激素是人工合成的，如泼尼松、泼尼松龙、倍它米松和地塞米松等。有些人一听到激素，就会很反感，就会想到不良反应；但是"可的松"们是身体分泌的，它们就是我们最熟悉的陌生人。

几十年来，糖皮质激素在医学上扮演过"夺宝奇兵"的角色，也承担过指责诘难，可以说是毁誉参半。但对大多数人来说，它仍然像是"雾中花"和"水中月"一般难以被看得真切。我们的身体究竟是应该爱它还是应该恨它呢？给身体使用这个"松"或那条"龙"，需要理由吗？今天的"激"动之旅，由此正式开始了。

在肾脏的上方，有一个非常关键的部门——肾上腺，它的内部因为结构和功能的不同，又分为肾上腺皮质和肾上腺髓质，从侧面观察，腺体的内部是髓质，外部是皮质。肾上腺皮质负责分泌盐皮质激素、糖皮质激素和性激素。

甜，是人最简单、最初始的美食体验，身体的细胞对糖类情有独钟。大至机体的活动，小至细胞的生息，都得益于葡萄糖不断分解产生的能量分子——三磷酸腺苷。大清早新鲜出炉的糖皮质激素带着强烈的使命感，随着血液到达身体的每一个角落，开始日复一日地运作。肝脏和肌肉的细胞忙活开来，调动蛋白质、脂肪、糖原等物质，维持血糖和自身糖原储备之间的微妙平衡（图5-1）。看似寂寞的细胞里，由于糖皮质激素的存在，变得生趣盎然。

身体的一切活动都需要消耗热量，准确地说是需要保持一定的血糖浓度。身体对于葡萄糖的依赖恐怕不亚于人类对石油的需要。当身体这部机器开始运

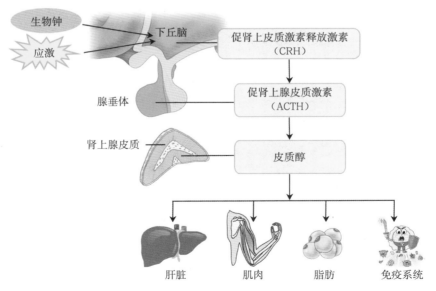

图 5-1　糖皮质激素分泌的调节和作用部位

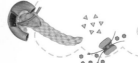

转，大脑这个中央司令部立即签发了一道道指令。在人体内，氢化可的松是一个勤劳的快递员。它带着这些指令来到肌细胞、肝细胞和免疫细胞，随着血液来到身体的每个角落。大脑的指令很明确，就是要调动一切可以利用的物质，像糖原、蛋白质、脂肪等，千方百计地使它们转化成葡萄糖。在肝脏，肝细胞们马上忙开了。它们有的忙着将蛋白质、脂肪转化为葡萄糖，这个过程叫糖异生；有的忙着促进肝糖原合成。除了开源，还要节流，减慢葡萄糖的氧化分解也是行之有效的办法。肌肉细胞是最具奉献精神的年度感动人物，它们不惜牺牲自己，停止蛋白质的合成。肌肉细胞停止

转运一切有关蛋白质的东西，肽类、氨基酸等物质被排除在细胞外面。总之，要优先保证糖原异生原材料的供应。当免疫细胞接到命令后，它们就马上开展了轰轰烈烈的裁军。T淋巴细胞、单核细胞、嗜酸性细胞，"海陆空三军"中一切臃肿的细胞部门立即裁撤。这样它们不但不需要中央提供军费，还能集中精力为合成葡萄糖这个中心任务提供服务。

生理剂量的糖皮质激素是维持生命所必需的。当给予身体更多的激素，即药理剂量时，糖皮质激素将承担更重要的使命（图5-2）。在免疫部门，更多的免疫细胞接到命令而被裁撤。这样做的结果是缓解了过敏反应和自身免疫性

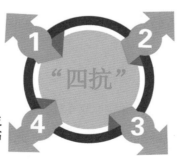

抗免疫
缓解了过敏反应和自身免疫性疾病的症状，对抗异体器官移植的排斥反应

抗炎
凡炎皆抗、早晚皆抗、抗炎不抗菌、抗炎不抗因

抗高热
抑制体温中枢对致热原的反应，稳定溶酶体膜，使升高的体温下降

抗休克
扩张痉挛收缩的血管，增强心肌收缩力，改善休克状态，提高机体对细菌内毒素的耐受力

图5-2 糖皮质激素的药理作用

疾病的症状，可对抗异体器官移植的排斥反应。免疫细胞阵亡的越多，它们和外界抗原的战斗自然也减少了。反应的副产物——炎症随之减轻。毛细血管收缩，停止分泌炎性物质，肿胀消退，疼痛减轻。药理剂量的糖皮质激素在做完本职工作后，并没有停下自己忙碌的脚步。它们还可以扩张因痉挛收缩的血管，增强心肌收缩力，改善休克状态，提高机体对细菌内毒素的耐受力。看到这儿，大家会由衷地赞叹："糖皮质激素，你简直就是飘落在人间的天使。"更有甚者，几十年前，糖皮质激素一度被誉为"美国仙丹"。

在医学的法则里，疗效重于一切。医学开拓者从来没有把自己束缚在一张乏味的传统药物清单上。人们对药物的理解，在不断的尝试中寻求着转化的灵感。这种穿越时空的默契，要追溯到20世纪30年代，动物实验发现，接受糖皮质激素的洗礼，实验动物对冷、毒物以及其他生理"紧张"状态的抵抗明显提高。1948年，人工合成的激素问世，关注这些"离奇现象"20年的明尼苏达大学教授菲利普·肖瓦特·亨奇（Philip

Showalter Hench, 1896—1965年）（图5-3）将其试用于一位遍寻药方而无果的严重风湿性关节炎患者，短短8天，她便能行走如初。这一神奇的疗效和伟大的发现震惊了科学界，两年后，亨奇教授被授予诺贝尔生理学或医学奖，创下诺贝尔生理学或医学奖颁发速度最快的纪录。那位严重风湿性关节炎患者，便是得益于激素神奇般的炎症控制能力。

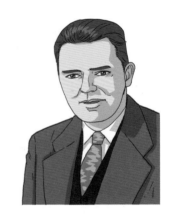

图5-3　菲利普·肖瓦特·亨奇

然而，亨奇教授并没有彻底治好这位患者，停用激素后，她的症状又渐渐出现。此后的医生陆续将激素试用于各种治疗困难的疾病中，如重症肺炎、结核病、哮喘和酒精中毒等，患者的症状都能一度缓解，但不能根治。"成也萧

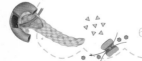

何败也萧何"，人们紧握在拳的这柄利剑是把双刃剑，身体在享受激素带来的舒适时，不良反应也在伺机而出——血压升高、血糖煽动、骨质疏松、忧闷易怒。

激素，这种注定改变医学进程的物质，自然不会就此销声匿迹。在这个巨变的时代，科学和技术比任何时候走得更快。数十年临床医学的"雾里看花"和"水中窥月"，医生们总算慢慢摸透了激素的秉性，人们明白，合适的剂量和适当的疗程是使用糖皮质激素的关键

所在，而大多数激素的不良反应也是可防可治的。现今的医学，从过敏到支气管哮喘，从肾病综合征到自身免疫病，从器官移植到感染性休克……聪明的人们已经对激素的应用得心应手。毫不夸张地说，没有激素，就没有现代内科。医学成果的获得，需要超常的辛苦和耐心的等待，在这风风雨雨中，除了坚忍的医生、勤勉的研究者，还有一路相伴的治疗成功或失败的患者们。

▶ 二、为什么人们会"谈激素色变"

糖皮质激素在体内对糖、蛋白质、脂肪的代谢都有调节作用，对水与无机盐也有影响，但把它作为药物很多时候并不是看上了这些调节作用。糖皮质激素在较大剂量下有很强大的抗炎作用，能保护机体不受炎症反应的侵害，同时还能够抑制免疫反应、抗休克。因此，它被用来治疗多种炎症、自身免疫病等

疾病。市面上的糖皮质激素药物都是内源激素的改良版，特点各有不同但都拥有同样强大的抗炎能力。看到名字是"XX松""XX松龙"的药物，往往都是这个大家族的成员（图5-4）。

身体说："如果你爱我，就给我糖皮质激素吧，因为它是天使。如果你恨我，就给我糖皮质激素吧，因为它是魔鬼。"

身体是一个精密的天平。大脑中存在糖皮质激素受体,这是一个反馈信号通道。接到信号后,大脑会减少促肾上腺皮质激素的分泌,甚至停止分泌。这样一来,肾上腺没了信号源,就会减少甚至停止分泌糖皮质激素。肾上腺分泌的那些激素在恰到好处时,身体会非常受用。但是如果长期应用糖皮质激素,或者滥用它,糖皮质激素就会变成魔鬼。

在免疫系统,由于大量的免疫细胞阵亡,细菌、病毒和真菌就得以在体内肆虐,猖狂地侵蚀我们的身体。骨骼和肌肉在过多的牺牲后,肌肉萎缩、伤口愈合迟缓,甚至骨质疏松、骨坏死将接

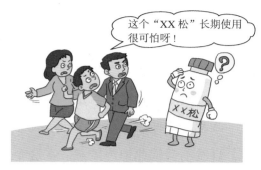

图 5-4　人类对糖皮质激素药物的恐惧

踵而来。脂肪、蛋白质在被过度消耗后,向心性肥胖、满月脸和类固醇性糖尿病也不可避免。消化道、心血管、眼睛和中枢神经系统都可能对我们说"不!"（图 5-5）。特别提醒的是儿童长期应用糖皮质激素会影响生长发育,导致生长停滞。

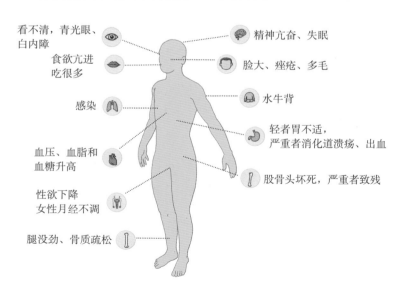

图 5-5　糖皮质激素可能发生的不良反应

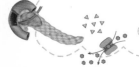

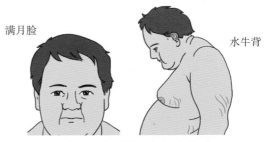

三、如何用好糖皮质激素这把双刃剑

必须承认的一点是，糖皮质激素这类药物往往是非常有效的，作用也相当广泛，消炎、退热、抑制免疫反应都不在话下。即使在其他药物都束手无策的时候，它们也可能仍有不错的疗效。正是因为如此，它们常用于治疗许多危重病症和"疑难杂症"。比如自身免疫病，由于免疫系统认错了对象大肆对自身器官进行破坏，而糖皮质激素可以很好地抑制这种异常的免疫反应，价格又相对低廉，因此往往是这类疾病的首选药物；又比如哮喘，是由于支气管的炎症造成的，但这种炎症不是感染造成的，很难消除，这种情况糖皮质激素也可以发挥很好的抗炎作用，显著减少哮喘的发作。

不过，正如大家所听到的那样，这些好用的激素也会带来许多不良反应。

上文说到，糖皮质激素对于体内多种物质的代谢都有调节作用，而为了发挥抗炎作用而使用的激素剂量往往比较大，这些外来的激素就会干扰体内的代谢过程。代谢紊乱可以表现出多种多样的不良反应，比如脂肪堆积在脸和腹部、皮肤变薄、骨质疏松、高血糖、高血脂、影响生长发育等，这就是最经典的库欣综合征的临床表现——"满月脸""水牛背"（图5-6）。它也可以损伤消化道，造成溃疡和出血。此外，糖皮质激素还对神经系统有影响，用药后可能会导致夜间过于兴奋，在剂量很大时甚至可能表现出精神失常的症状。最要命的一点是，它抑制了免疫反应，不仅使感染容易发生，在感染发生之后还会掩盖感染的症状，造成"天下太平"的假象。这样惹祸不断的药物，确实也让人不敢恭维。

满月脸

水牛背

图5-6 满月脸与水牛背

除了用药期间的不良反应，使用糖皮质激素还有另外一桩麻烦事——停药。我们有时会听到"激素会产生依赖"的说法，说的就是这个问题。不过，要说明的一点是，这里所说的"依赖"并不是指吃激素会像吸毒一样上瘾。人体内激素的分泌受到下丘脑与垂体的调节，这种调节可以使激素水平维持相对稳定。如果服用额外的激素，体内的激素水平就上升了，调节中枢发现这种情况，就会自动减少体内自身激素的分泌以维持平衡，糖皮质激素同样遵循这样的原则。因此，长期使用糖皮质激素时，机体就习惯了这种"只要分泌很少的激素就可以"的状态。此时如果突然撤掉服用的激素，调节中枢一时反应不过来，就会出现体内激素水平过低的情况，出现停药反应，就好像对药物产生了依赖一样。

那么，面对既有效又麻烦多的糖皮质激素，我们该如何选择呢？

首先必须要承认，对于很多疾病，我们没有更好的药物可以选择，而疾病本身又必须治疗，糖皮质激素还是不得不用的。如果因为担心不良反应而拒绝激素，疾病的发展得不到控制，往往会导致更加严重的后果，甚至危及生命。

其次，也不能任由糖皮质激素惹来那么多麻烦，合理地使用可以帮助减少一些不良反应。比如把剂量维持在有效的最小剂量、能局部用药（比如吸入）

就不全身用药等。此外还可以采取一些预防措施：在用药期间可以适当补钙，使用一些保护胃黏膜的药物，并定期复查；至于停药的问题就更好解决了，只需要在医生的指导下慢慢减量，给身体一个适应的过程就行了。

人们常常希望药物既能非常有效，又能非常安全，而现实则没有那么美好。我们所面对的，往往是像糖皮质激素这样既是天使又可能成为魔鬼的药物。一味地担心副作用而远离它们不能真正解决问题。在更好的药物出现之前，我们要接受它们的不完美，并妥善地利用它们。

遥想亨奇当年，因为使用可的松治疗关节炎而获得诺贝尔奖，是何等荣耀。可是快乐的时间总是短暂的，很快他发现可的松只是缓解了症状，并不能彻底治好关节炎，患者一旦停药症状就又回来了。在保证疗效的前提下，应尽量减少糖皮质激素的用量与使用时间。身体在享受激素带来的舒适时，不良反应往往也在角落里伺机而出。如果在旅程的结束之际，给予糖皮质激素一句临别赠言的话，莎士比亚的这句"利剑双刃，既能杀敌，亦可伤己"恐怕是最合适的。

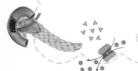

第六章
调节水平衡的关键——抗利尿激素

▼

　　小静最近总是感觉口渴，每天都要喝大约 4 000 毫升的水，如果换算成矿泉水，大概有 8 瓶。同事们都说："这么爱喝水，你的生活习惯也太健康了！"但是，喝太多的水让她总是想上厕所，连半夜都会起来好几次，这让她十分困扰。有一天外出时，她忘记带水壶出门，结果几个小时没喝水，她的皮肤开始变得干燥、恶心想吐，她搞不清楚自己到底是怎么了。带着这样的疑问，小静去医院求助医生。经过一系列的身体检查，医生郑重地告诉她被诊断为尿崩症，需要进行正规的治疗，否则会留下很严重的后遗症。

　　那么什么是尿崩症？引起尿崩症的元凶又是谁呢？请大家随着生活中的现象一起来认识它。

正常情况，人们排出的尿液应该是淡黄色、清澈的，而且有一点味道。在日常生活中，如果喝水较少，就会发现排出的尿液颜色变深、尿量变少，同时会有明显口渴的感觉。这时，大家就会意识到自己水喝得太少，想赶紧喝水来补充水分。反之，如果在短时间内饮用大量的水，比如 1 000 毫升的水，那么大概半小时后，便会有非常强烈的想上厕所的感觉。人们会注意到此时马桶里排泄出来的尿液几乎跟水没有两样，透明、无色、无味，尿量也明显增多。这一现象就被称为"水利尿"。

喜欢思考的同学们可能会说，少喝水少排尿，多喝水多排尿，这不是天经地义的吗？事实上，水利尿这种生理现象并没有大家想的这么简单，而是跟维持机体水平衡密切相关的激素——抗利尿激素（ADH）的作用密切相关。

抗利尿激素是一种多肽激素，与催产素的氨基酸序列十分相似（图6-1），第8位的氨基酸为精氨酸，主要在下丘脑的视上核和室旁核合成，经由神经轴突输送至神经垂体储存。在适当的生理状况下可由神经垂体释放抗利尿激素至血液中。它在人体中的主要作用是控制从肾脏产生的尿中排出的水量。抗利尿激素一旦释放到血液中，它便会结合在肾脏远曲小管和集合管的受体上，引发一连串信号转导，发出从尿中重新吸收水分回到血液的信号，结果导致水分吸收增加，因而血液中的渗透压便可降低，而低渗透压则可以抑制抗利尿激素的合成与释放。

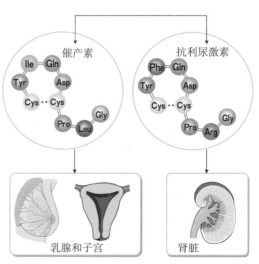

图 6-1　催产素与抗利尿激素的氨基酸组成

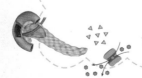

在人体内，水的缺失可造成身体所有的细胞脱水，长期脱水会导致细胞不能正常工作。但经研究证明，只有下丘脑内的一部分细胞才对脱水做出专门的反应，被称为渗透压感受器（图6-2）。其中，视上核和室旁核本身便是一种渗透压感受器，但它们亦可接受邻近其他的渗透压感受器的神经调节。脱水使这些细胞略为变形或皱缩，这种变化能够引起神经活动，促使神经垂体发出分泌抗利尿激素的命令。

因此，当人们长时间不能进水时，血液中由于水分的丢失而使血浆渗透压增高，此时渗透压感受器感受到这一信号，并对神经垂体发号施令"赶紧分泌抗利尿激素"，当神经垂体接收信号并实施分泌抗利尿激素后，机体排出的尿液发生浓缩，表现为尿量减少、颜色加深。反过来，大量饮水时，一部分水分经过消化道黏膜吸收进入血液中，导致血液被稀释而使血浆渗透压降低，这时渗透压感受器同样能感受到这种变化，并对神经垂体发号施令"尽快减少抗利尿激素的分泌"，从而使肾脏对水的重吸收明显减少，水分便会随着尿液一起排出体外，机体排出的尿液发生稀释，表现为尿量增加、颜色变浅，即"水利尿"。

因此，大家就不难理解，在正常情况下多喝水排尿多、少喝水排尿少的现象了。

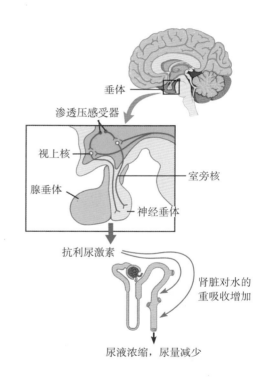

图6-2 抗利尿激素的作用

尿崩症，顾名思义就是患者不能自主控制排尿的生理反应，是尿液的质与量发生异常的一种病症，也就是身体产生了不合格的尿液。

通过回顾抗利尿激素发挥作用的途径，大家不难发现，它的实现离不开中枢神经系统的参与和肾脏的努力工作。因此，尿崩症按照病因又分为中枢性尿崩症和肾性尿崩症（图6-3）。

肾性尿崩症主要是由于肾脏对抗利尿激素的作用无动于衷导致的，病因在于肾脏。其中90%的肾性尿崩症是遗传性的，一般会在幼儿时期或青少年时期发生，小孩子没办法控制自己的尿意，常常尿床，如果家长没有特别注意，可能会忽略治疗。

而中枢性尿崩症则是由于抗利尿激素分泌、释放或者转运异常所引起的，可分为原发性和继发性两种。继发性中枢性尿崩症多数是由于下丘脑或神经垂体发生肿瘤病变、外伤、感染性疾病（结核、脑炎）和自身免疫病等造成的。由

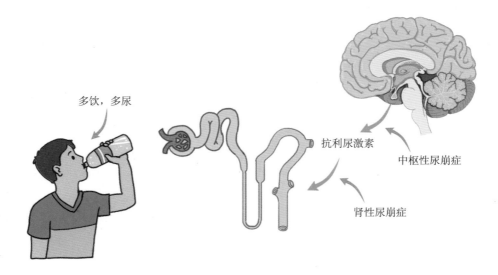

多饮，多尿

抗利尿激素

中枢性尿崩症

肾性尿崩症

图 6-3　尿崩症的发病机制

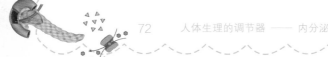

于不能自主控制尿液的排出，中枢性尿崩症患者主要表现为频繁排尿，严重者每次排尿间隔可能不到半个小时，且尿量巨大。频繁大量的排尿、肾脏重吸收作用减弱，导致身体失水，患者又感到口渴，需要大量饮水，并伴有烦躁的表现。除了多喝、多尿之外，患者因为身体缺水的关系，也会特别喜欢喝水，试图快速补足水分，但是只要一没有喝足水，马上就会有皮肤干燥、恶心想吐的脱水症状出现，而且看起来非常苍白、不容易流汗。如果再拖下去，身体的水分不足，血液中钠含量升高，可能出现高血钠抽搐、痉挛的症状。而由于尿量一直很多，存放尿液的肾盂、膀胱也可能因肌肉弹性疲乏，久而久之甚至会出现肾衰竭。此外因为身体无法吸收水分导致体温升高，会有轻微发热，也可能造成便秘或是腹泻。长期处在这样不平衡的状态下，

如果发病的是小孩子，可能会有生长迟缓的问题。

因此，如果发现自己排尿过于频繁，而且每日的总尿量常在 4 ～ 10 升，就应该及时就医，就诊科室一般可选择内分泌科或肾内科。

对于中枢性尿崩症的患者，第一时间要先治疗脑部的受损，如果有肿瘤可以视情况手术切除，其他炎症也要先处理，才能让身体功能恢复正常；如果情况严重，可以再给抗利尿激素的药物，来增加肾脏回收水分的能力。而由于肾性尿崩症多半是先天、遗传造成的，所以这类患者只能用利尿剂、非类固醇消炎止痛药来缓解症状，避免损害肾功能。

不过多喝、多尿并不是一个专属尿崩症的症状，糖尿病、其他的肾脏病，或是精神疾病，都可能造成多喝，也因此会导致多尿。

三、水通道的发现

人体细胞外面有一层由磷脂组成的双层膜，称为脂质双分子层。它将细胞的内环境物质及细胞器等与外部环境区分开。水、离子以及其他极性分子一般不能透过这层双磷脂细胞膜，而细胞生命活动经常需要有选择性地对这些物质进行快速跨膜传输，就是通过镶嵌在细胞膜上具有运输化学物质功能的膜蛋白来实现的。不同的膜蛋白具有运输不同物质的能力。

人体 50%～60% 是由水组成的，占全身体重的 2/3。生命活动的过程中需要水分子进出细胞。科学家很早就知道水分子除了能够以简单扩散的手段自由通过细胞膜以外，还应该存在其他的机制，因为许多细胞对水的通透性的掌控要比简单扩散能达到的程度高得多、快得多。而且如果水仅仅通过被动扩散机制进出细胞，那么很容易导致细胞破裂或者细胞脱水（渗透压取决于细胞膜内外的盐浓度）！但这种机制究竟是什么却一直悬而未决，

直到约翰·霍普金斯大学的彼得·阿格雷（Peter Agre）（图 6-4）在细胞膜上发现了水通道蛋白（图 6-5）。

发现水通道蛋白的故事再次验证了"运气只会眷顾那些有准备的人"这句至理名言。

在 20 世纪 80 年代中期，阿格雷和同事在红细胞膜上寻找作为 Rh^- 因子一部分的蛋白质，偶然得到一种"不速之客"——含量丰富、非常小的蛋白质。

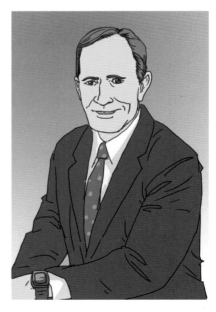

图 6-4　彼得·阿格雷

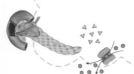

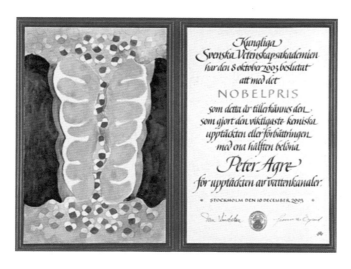

图6-5　阿格雷获得的诺贝尔化学奖获奖
证书，证书左侧描绘了水通道蛋白的结构

他们很快分离到这种蛋白质，并将它命名为CHIP28，而且发现它同样存在于肾脏细胞的细胞膜上。很快，他们用了不到1年的时间测定出它的氨基酸序列并克隆出它的基因序列。考虑到这种蛋白质也存在于与水代谢密切相关的肾脏细胞的细胞膜上，于是他们就猜想：也许它就是组成水通道的蛋白质！

为了证明这种推测，他们将CHIP28表达到非洲爪蟾的卵里。当他们将含有表达CHIP28的卵放到低渗介质中以后，发现卵迅速发生膨胀，而没有表达CHIP28的卵形状没有变化。此外，他们还将CHIP28表达到一种人造细胞——脂质体上，结果也发现这种人造细胞也能够从低渗溶液中吸水膨胀。

随后，当他们将2价汞离子与CHIP28混在一起的时候，发现2价汞离子能使CHIP28失活，这种结果解释了2价汞离子能够阻止水的跨膜运输这个很早就为人所知的现象。综合以上实验结果，可以毫不怀疑地认为，他们发现的CHIP28就是水通道蛋白。

2000年，阿格雷和其他的几位科学家得到了他们最先在红细胞上发现的水通道蛋白（现在被称为水通道蛋白-1）

的三维结构（图6-6）。水通道蛋白的三维结构清楚地表明，其肽链两个部分形成的半孔组装成了一个允许水分子通过的通道。

水通道的发现迎来了对这种存在于各种生物的蛋白质进行生化、生理学和遗传学研究的黄金时代，对于它的研究可以更好地揭示生命现象，使科学家能够研发出一些治疗因水通道异常而引发的疾病，阿格雷因此荣获2003年的诺贝尔化学奖。

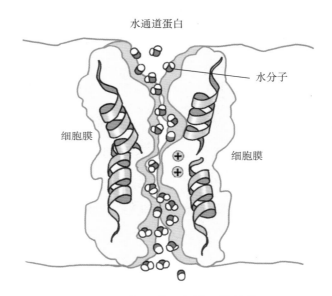

图6-6　水通道蛋白的三维结构

第七章
黑暗荷尔蒙——褪黑素

▼

数千年来，人类日出而作，日落而息，机体无意识中储存了一种跟随昼夜节律的睡眠模式。生命的节奏与自然环境的节奏相吻合，人类得以更好地生存和发展。久而久之，生物的生命活动便形成了内在节律性，就是大家熟知的"生物钟"。

但自从爱迪生发明电灯以来，人类就晚睡了两个小时。当今社会工作繁忙、娱乐设施丰富、网络通信发达、智能手机普及，许多人开始打破自己的生物钟，在夜间工作和娱乐，睡眠开始"迟到"。晚上11点时，体内的生物钟才走到晚上7点，一点儿睡意也没有，要么在床上数绵羊，要么在电脑上玩游戏；凌晨3点，生物钟终于转到了晚上11点，你才开始有困意，才上床睡觉；等你醒来时，午饭时间也到了。由于第二天起得晚，晚上更睡不着了。于是，恶性循环开始了……

那么，为什么会出现这种恶性循环呢？这是由于身体里的生物钟开始迷糊了。因为人类的睡眠与觉醒是由体内生物钟来调节的，如果生物钟出现了故障，就会导致失眠。那么什么是生物钟？它又是如何调节人们的生活？

在人类大脑第三脑室后壁有一个淡红色、黄豆粒大小的松果体（图 7-1），它可以生产出一种天然荷尔蒙——褪黑素。褪黑素最早发现于 20 世纪 50 年代，当时一个皮肤医学实验室认为它在皮肤色素沉着方面发挥作用。研究人员大量服用了这种新发现的化学物质，希望自己的皮肤变白。结果却大相径庭，他们只是觉得昏昏欲睡。最终科学家们意识到，褪黑素其实是一种向机体传达"夜晚"信号的激素，具有催眠的效果，被誉为"体内的安眠药"。褪黑素可以让人们能够预测并适应一天的不同阶段，它还可以帮助机体调节睡眠、进食、激素释放、血压和体温。

在 19 世纪 60 年代，迪克·沃特曼（Dick Wurtman）与他在麻省理工学院的团队发现，光线可以通过眼睛对哺乳动物的松果体产生刺激，并控制褪黑素的释放。在白天，光线会抑制褪黑素的分泌；在晚上，褪黑素分泌入血——除非人们暴露在亮光或蓝光之下，这些光

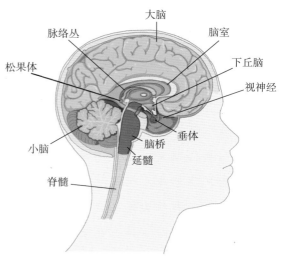

图 7-1　脑部结构

线会抑制褪黑素的释放，并让人保持清醒。当褪黑素入血后，它将作为"信使"产生作用。对于人类和其他昼行性动物来说，褪黑素会帮助机体做好休息的准备，并在夜间维持睡眠状态。

随着对褪黑素研究的逐渐深入，科学家发现褪黑素具有三大生理特点。

第一，正常情况下，褪黑素的分泌非常有规律。它的分泌就是要告诉主人："到睡觉的时间啦！"褪黑素通常在每天晚上 20 点左右开始有少量分泌，随后分泌量逐渐上升，晚上 23 点后迅速

升高，凌晨 2～3 点达到高峰，然后逐渐下降，睡眠逐渐变浅，直到早晨自然醒来（图 7-2）。一般而言，早上 8 点褪黑素在血液中的浓度降至最低点，晚上 8 点又开始下一个周期。

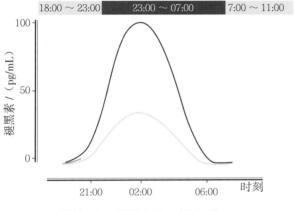

图 7-2　褪黑素的分泌曲线

第二，褪黑素的分泌量与年龄有关。在人的一生中，婴幼儿时期是松果体分泌褪黑素的高峰期，所以婴儿每天睡上 15 个小时还嫌不够；青春期开始下降；到了 30 岁以后，褪黑素的分泌量只是高峰期的 1/2，然后一直处于下降的趋势，但下降的速度会因人而异，这就是为什么 30 岁之后，有些人的睡眠时间变得越来越少；而 60 岁甚至减少到不足青春期 20% 的分泌量。所以，随着年龄的增长，人需要的睡眠时间会越来越少，

甚至很多人会出现失眠现象。

第三是最为有趣的一个特点，褪黑素的分泌受光线控制。在夜晚，褪黑素分泌增多，但只要眼球见光，褪黑素的分泌就受到抑制（图 7-3）。也就是说，松果体只在黑暗的情况下才会制造褪黑素，因此褪黑素也被称为"黑暗荷尔蒙"。

也有人会担心，自己在假期期间作息不规律，睡得晚一点，会不会影响褪黑素的分泌？事实上，对于青少年来说，大可不必担心褪黑素的缺乏，大脑会分泌出足够的褪黑素。如果大脑松果体被夜晚的强光打乱了节奏，只需要通过正确的光照时间就可以让它正常运转。如果原本凌晨 2 点时褪黑素才姗姗来迟，你才能入睡，睡到自然醒的时间大概是 10 点。这时，可以让父母在上午 9 点把你从床上拉起来，起床后马上去户外待 1 个小时。5 天后，你在凌晨 1 点时褪黑素就会开始发挥作用，让你入睡，第二天早上 9 点就能轻松醒来。然后再强迫自己上午 8 点起床，3 天过后，你的褪黑素的分泌时间又提早了 1 个小时，入睡时间也提早了 1 个小时。不到 1 个月，每天晚上 10 点，你的松果体就会

开始正常工作，分泌出足够的褪黑素，　　让你安心入睡。

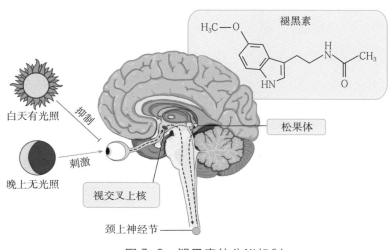

图 7-3　褪黑素的分泌机制

二、褪黑素都有哪些功效

在古代，温带生活的人在冬季会有18 小时生活在黑暗之中；反之，现代人在人造灯光下身处黑暗的时间会减至8 小时或以下。即使是微弱的灯光，褪黑素的产生都会受到一定程度的影响，在强光下的影响就更大。除了影响人类的睡眠，缺乏褪黑素被认为很可能是夜班工作者患癌症的原因之一，而现代人晚间开灯睡觉的习惯亦被认为是发达国家越来越多人得癌症的原因。

近年来，科学家发现褪黑素是迄今为止最强的内源性自由基清除剂。自由基是导致人体衰老和肿瘤癌变的罪魁祸首：人体代谢过程中可产生多种自由基，它们通过化学反应攻击遇到的任何分子，导致细胞膜结构损伤及生物分子交联，增加 DNA 突变，造成细胞不能发挥正常功能而死亡。而褪黑素可通过清除游离的自由基、抗氧化和抑制脂质的过氧化反应保护细胞结构，防止 DNA 损伤，降低体内过氧化物的含量；它还能增强体内抗氧化酶的活性，激活机体免疫功能，有效预防肿瘤的发生；抑制雌激素、孕激素和催乳素的分泌，抑制细胞生殖，减少女性激素紊乱而诱发癌症的可能。

如果经常在强光的照射下进行工作，或者长时间在灯光下熬夜，都会减少褪黑素的分泌。这是因为大脑中的松果体受到强光照射时，分泌功能就会发生紊乱，使褪黑素的分泌时间延迟，将人的生物钟向后延迟2～3小时。此时由于松果体的功能较弱，无力清除体内对人体有害的自由基，进而导致松果体的功能更加紊乱。长此以往，松果体就无法进行自我保护，便会逐渐从功能减弱到细胞的萎缩钙化。

一项最新研究发现，褪黑素具有很强的抗氧化作用，能明显减少紫外线照射造成的人体细胞中遗传物质的损伤，从而有助于预防皮肤癌。英国基尔大学医院的研究发现，研究人员利用细胞样本进行实验证实，褪黑素的抗氧化效果比维生素E和维生素C要强得多，能够有效减小人体内可致癌的自由基的有害作用。领导这项研究的菲舍尔博士表示，在不久的将来，褪黑素可能将被用于皮肤癌的预防。他说，可以将含有褪黑素成分的物质制成膏状产品涂抹在皮肤上，通过抑制自由基的形成，使基底细胞癌这种常见的皮肤癌无法产生，同时还能抑制皮肤老化。

褪黑素的生理作用十分广泛，尤其是它增强免疫、抗衰老、抗肿瘤作用已经受到科学家的广泛关注。如何利用褪黑素的生物学作用或者将外源性合成的褪黑素开发成为人们所需要的产品应用到医学界，使人类生活质量进一步提高具有广阔的前景。

网络上曾经一度盛传过"脑白金被揭露助眠成分是褪黑素，褪黑素不良反应不比安定药物少"的新闻。那么褪黑素到底能不能助眠？它的不良反有多大？下面就和大家一起来揭秘。

光刺激通过视神经交叉上核对生物钟节律进行调节，褪黑素具有光敏感性，光能抑制褪黑素的分泌。只有在夜晚没有光刺激的情况下，松果体分泌褪黑素，褪黑素启动睡眠中枢，使人进入睡眠状态。因此如果夜间频繁起床并打开灯光，就会明显影响褪黑素的分泌，导致再入睡困难。大家都知道人的眼皮有部分遮住光源的效果，如果戴上眼罩睡觉，让眼球夜间不接触光，即使开灯睡觉也不会影响褪黑素的分泌。

科学家发现，夜晚人体褪黑素的分泌与睡眠密切相关，失眠患者通常有较低的褪黑素水平。一项研究曾对20名青年志愿者进行了口服80毫克褪黑素催眠效果的研究，结果显示，服用后志愿者睡前觉醒时间、入睡时间缩短，睡眠质量改善，睡眠中觉醒次数明显减少，浅睡眠阶段缩短，深睡眠阶段延长。因此，褪黑素可称之为一种自然睡眠促进剂。

然而，褪黑素作为一种激素，如其他药物一样，皆具有"是药三分毒"的特性，因此它的使用也是有剂量限制的。对于多数失眠患者来说，长期大剂量服用褪黑素会导致一系列不良反应。褪黑素主要由大脑分泌，长期或大量服用人工合成的褪黑素会产生依赖感，影响自身分泌褪黑素，这可能导致整个内分泌系统紊乱而引发其他疾病。通常选择褪黑素的人都是担心长期服用安眠药会成瘾或是导致记忆力减退等不良反应，才将褪黑素作为助眠的理想选择。

一般情况下，人只需要0.03毫克的褪黑素就能入睡，然而在大部分的助眠药物中，褪黑素含量高达3.00毫克甚至9.00毫克，这会让人在第二天早晨起床后感到头晕眼花。因此该类药物必须在医生指导下、低剂量使用，以免发生危险。

除了褪黑素补充剂，一些富含褪黑素的天然食物也值得推荐，比如燕麦、甜玉米、大米、姜、番茄、香蕉、大麦等，只是它们含量的百分比均不高。此外，摄取海带、黄豆、南瓜子、西瓜子、杏仁果、花生、酵母、麦芽等食物，也有助于褪黑素的合成。

研究还发现，有静坐习惯的女性在夜间体内的褪黑素浓度比一般女性高。此外，像日间运动也有助于增加褪黑素的分泌，夜间运动则适得其反。所以，想要保持褪黑素的规律分泌，建议要多运动、坚持静坐冥想，并要有规律地生活。当然，最好的方法还是通过正确的睡眠方法，让大脑松果体自然地分泌出适量的褪黑素，这样才是最安全也最有效的助眠方式。

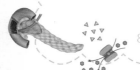

1. 人体生物三节律初探因由

生物节律、生物时钟、生物周期等有一个相似或相同的含义，即生物甚至自然万物的行为都按一定的周期和规律在运行。春去秋来，潮涨潮落；花开花谢，夜去昼来；日出而作，日落而息……所有这些，都是自然和生物的节律。

18 世纪，法国天文学家德梅朗把含羞草放在恒定黑暗的环境下时，发现含羞草叶片的活动仍能保持 24 小时的波动性变化。这表明，植物似乎有自己的生物钟，而且这种生物钟是本身自带的，不受光线的影响，这也是生物节律的最早证据。

到了 20 世纪初，研究人员开始研究人的生物节律或生物周期。德国柏林的医生威廉·弗里斯和奥地利维也纳的心理学家赫乐曼斯·沃博达宣称，人的体力存在着一个从出生之日起以 23 天为一周期的"体力盛衰周期"；人的情感和精神状况也存在着一个从出生之日起以 28 天为一周期的"情绪波动

周期"。20 年后，奥地利的阿尔弗雷德·特尔切尔教授也声称发现了人的智力存在着一个从出生之日起以 33 天为一个周期的"智力强弱周期"。后来人们称这 3 个人的发现为"人体生物三节律"，即 PSI 周期（Physical、Sensitive 和 Intellectual 的缩写）。

2. 周期基因接近奥秘

对于生物钟探索的分水岭出现在 1971 年。美国加州理工学院的本泽和他的学生科罗普卡以果蝇为模型，研究和寻找可以控制果蝇昼夜节律的基因。他们发现，果蝇体内有一个基因发生改变后，会致使果蝇本来按部就班的生活规律变得混乱不堪，导致果蝇昼夜节律的周期要么变短要么变长，甚至让其昼夜节律完全消失，成为一个"夜游侠"。后来，这个基因被命名为周期（period）基因，简称 *per* 基因。

然而，发现 *per* 基因只是人们认识生物内源性节律的一个良好开端，因为只靠这个基因还是无法解释为什么

生物的节律是 24 小时，以及在白昼和黑夜有不同的行为的机制。2017 年 10 月 2 日，诺贝尔委员会宣布，由于在"生物节律的分子机制方面的发现"，本年度的诺贝尔生理学或医学奖颁发给美国遗传学家杰弗里·霍尔（Jeffrey C. Hall）、迈克尔·罗斯巴什（Michael Rosbash）和迈克尔·扬（Michael W. Young）（图 7-4）。3 位获奖者的工作正是在这方面有了深入的发现。

1984 年，在美国波士顿布兰迪斯大学的杰弗里·霍尔和迈克尔·罗斯巴什团队，以及来自洛克菲勒大学的迈克尔·扬团队，各自独立地从果蝇体内分离和提取出了 per 基因，并且把这个基因编码产生的蛋白称为 PER 蛋白。他们发现，在夜晚 PER 蛋白会在果蝇体

内积累，到了白天又会被分解。由此，PER 蛋白会在不同时段有不同的浓度，以 24 小时为周期增加和减少，与昼夜节律惊人地一致。为何 PER 蛋白会在 24 小时周期内呈现不同的浓度并循环往复呢？1994 年，迈克尔·扬先后发现了第二个节律基因 tim 基因和第三个节律基因 dbt 基因，并进一步阐明了它们的工作原理。

简单来讲，昼夜节律是通过 PER 蛋白，在夜间累积和白天降解来完成的，那么，这个过程又是怎么维持的呢？总研发部门细胞核负责生产出 PER 蛋白的原始模板，然后运送到分工厂细胞质那里作为模板制造出 PER 蛋白。当工厂已经制造出足够的 PER 蛋白后，就会派出反馈员 TIM 蛋白。一个又一个的 TIM

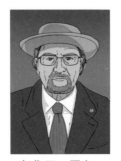
杰弗里·霍尔

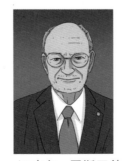
迈克尔·罗斯巴什

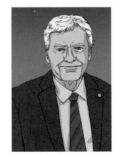
迈克尔·扬

图 7-4　由于在生物节律方面的发现，
2017 年诺贝尔生理学或医学奖的获得者

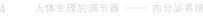

蛋白会带着 PER 蛋白回到总部，告诉他们这段时间的 PER 蛋白够用啦，可以不用再生产模板了。这时候，细胞核总部才会停止生产。制造出来的 PER 蛋白也会逐渐被降解直至完毕，这时候再也没有反馈员从外面回来，总部知道 PER 蛋白用光了，便会继续生产模板，如此轮回（图 7-5）。而 dbt 基因编码的 DBT 蛋白就好比工厂生产线的总工头，他控制着生产的速度，将 PER 蛋白的积累控制在大概 1 天的时间。

最后在 1994 年，在美国芝加哥北郊西北大学工作的日裔科学家高桥用小鼠做实验，发现了哺乳动物的生物时钟基因——clock 基因和其编码产生的 CKI ε 蛋白（激酶），更加完整地解释了人和动物的生物钟，也比较清楚地说明，人和动物的生物时钟是由 clock 基因和蛋白、per 基因和蛋白、tim 基因和蛋白、dbt 基因和蛋白这 4 种基因和蛋白共同作用，形成了动物和人 24 小时生物节律。

这个昼夜节律机制的发现可以治愈某些遗传性疾病和一些睡眠障碍。比如在人类的遗传性疾病中，有一种疾病叫睡眠时相前移综合征。有这种遗传病患者的睡眠时间会前移，大约在晚上 6 点到 8 点入睡，凌晨 3 点醒来。当昼夜节律的分子机制的面纱被揭开，对于这类

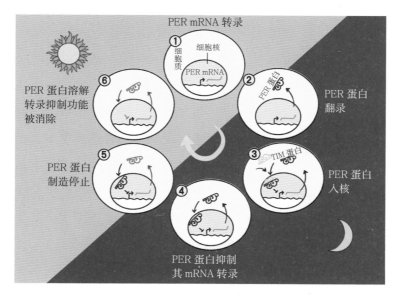

图 7-5　PER 蛋白通过在夜间累积和白天降解来完成昼夜节律

睡眠障碍，就可以有更好的治疗手段。

　　昼夜节律告诉我们，在对的时间做对的事情，遵从自己体内的生物钟，而不是遵从一个既定的标准。毕竟每个人的身体情况是不同的，有一些人是天生的早睡早起，称为"早鸟型"，有一些人则是天生的晚睡晚起，称为"夜猫子型"。*per* 基因、*tim* 基因和 *dbt* 基因的突变都有可能导致我们的生物钟情况发生变化，让一个夜猫子型人早睡早起是非常痛苦的事情。

3.刨根问底：为什么是 24 小时

　　尽管杰弗里·霍尔、迈克尔·罗斯巴什和迈克尔·扬解释清楚了人体和动物有 24 小时生物节律的分子基础，但是他们还是没有充分说明，为何人和动物会产生 24 小时的生物节律，而非 36 小时或 45 小时的生物节律。

　　也许，这是一个不证自明的公理，因为地球上的人和生物是在适应地球的自转和公转生活，地球自转的周期是 24 小时（一昼夜），地球绕太阳公转的周期是 365 天（一年），人和动物就是为适应地球的自转和公转而产生了特定的 24 小时的生物节律。生物的昼夜节律与太阳的东升西落相互配合，对植物来说可以最大限度地利用太阳能，对人来说也有利于白天工作和夜晚休息。

拓展阅读——生物节律与疾病

　　如果人们不按生物时钟作息、生活和工作时，工作效率会很低，而且还会患病。例如，当今的富贵病之一——糖尿病就被发现与生物时钟有关。流行病学的研究早就发现，三班倒工人患 2 型糖尿病的概率比一般人高。研究人员发现，褪黑素与 2 型糖尿病的发病有关。原因在于与这种激素有关的基因出现了变异。研究发现，一种称为 *mtnr1b* 的基因变体后，增加了人们患 2 型糖尿病的概率。

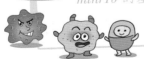

第八章
人体兴奋的制造者——肾上腺

▼

在人体肾脏的上方，有一个非常关键的器官——肾上腺，虽然肾上腺也带了一个"肾"字，但它却跟肾脏关系不大，它是一个非常忙碌的内分泌器官。由于人体内有左、右两个肾脏，因此肾上腺也分为左肾上腺和右肾上腺，分别紧紧地贴在肾脏上方。正常肾上腺乍看近似成年人微屈的小指，重量不过5克左右，但对于生命的维持却有大作用。

如果将肾上腺切开，可以将肾上腺分为皮质和髓质两部分，其中腺体的内部是髓质。皮质可分泌盐皮质激素（主要是醛固酮）、糖皮质激素（主要是皮质醇）和少量性激素（如脱氢雄酮和雌二醇）；而髓质则分泌肾上腺素和去甲肾上腺素等儿茶酚胺类物质。这些激素对于日常生活，特别是应激状态下机体的运行至关重要，而在病态情况下的分泌过度或不足都可能带来不良后果（图8-1）。

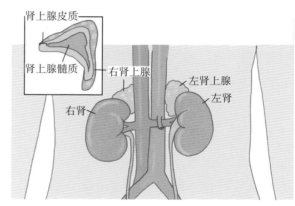

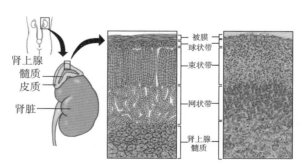

图 8-1　肾上腺素的合成示意

不论是谁，肯定都有受到惊吓的经历。如果说人真的会被吓死，会有人相信吗？科学家已经拿出确凿的证据证明，人真的会被吓死。

人们受惊吓的时间一般都很短，但在这很短的时间里，身体已经做出了各种反应，其中最主要的反应就是分泌激素。实际上，人体随时都在分泌激素。但是在紧急情况下，激素的分泌量会大大增加。比如，受到惊吓的时候，由肾上腺外层分泌的皮质醇会猛然增加20多倍。在人体这部机器中，糖皮质激素堪称为糖类、脂肪和蛋白质的"杀手"。它主要调控血糖水平，加快脂肪分解以及促进蛋白质分解和合成，以便及时将肌肉储存的氨基酸送入肝脏，转化为葡萄糖，并增加能量的供给等。

同时，由肾上腺中间部分分泌的儿茶酚胺也会增加。其中，肾上腺素到达机体其他的组织器官后，就会与相应的受体"对接暗号"，使得不同的器官出现不同的效应。比如，对于供应心脏血

液的冠状动脉来说，肾上腺素的到来会让它扩张，心脏的供血就会增多，如此一来，心脏搏动就会加快；但是对于皮肤和内脏的血管来说，肾上腺素的光临会让它们收缩，因此供血会减少。此外，肾上腺素的分泌量增多，就像给人体打了兴奋剂，心跳、血压和瞳孔都兴奋地"跳起舞来"——心跳加快、血压升高、瞳孔放大，好像眼球都要跑出来了一样，整个人都会变得紧张或兴奋，这就是典型的"应激反应"。

肾上腺还可以分泌去甲肾上腺素，虽然与肾上腺素名字相近，但功能并不完全相同。去甲肾上腺素和肾上腺素作用的主要部位不同。去甲肾上腺素主要作用于脑和神经系统，而肾上腺素主要作用于脑以外的身体各个内脏器官（特别是心脏和肌肉）。

除了由肾上腺分泌，去甲肾上腺素也是去甲肾上腺素能神经末梢分泌的神经递质，用于神经突触之间的刺激传递。脑干（主要是其中的脑桥）有一种名为

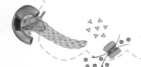

蓝斑核的神经核，去甲肾上腺素可以由它分泌，然后投射到下丘脑、大脑边缘系统、大脑皮质，与注意力、专注力、清醒度、判断力、记忆力、镇痛等大脑功能有着密切的联系。去甲肾上腺素还会作用于交感神经系统，直接使人心跳加速。在将脂肪转换成能量以及提高肌肉反应速度的过程中，去甲肾上腺素也起着至关重要的作用。

然而，肾上腺素的表现并不完美，它的效果最多只能持续 30 分钟。而且，当愤怒或者兴奋过度时，身体分泌的大量肾上腺素不仅会让心脏承受巨大压力，砰砰乱跳，也会分泌大量汗液，肌肉僵硬，大脑会一片空白，影响正常的发挥。本来这两种激素分泌量的增加可以在紧张状态下维持体内的物质供应和正常运行，但肾上腺素是一种特殊的激素，它接受一种叫作单胺氧化酶的物质的管理。单胺氧化酶负责将体内多余的肾上腺素进行分解，免得心跳和血压兴奋过头，

增加心脏的负担。可是，在肾上腺素大量分泌的时候，单胺氧化酶不会增加，因为它们很可能忙不过来，无法将所有的肾上腺素都分解完。

可想而知，如果肾上腺素不断增加，却没有得到及时分解，心跳速度和血液流动速度都会突然加速。对于人们的心脏来说，这就像遭遇了洪水、猛兽的侵袭，要是抵挡不住，就会使心肌纤维撕裂、心脏出血，导致心脏突然停止跳动而死亡。

因此，人是有可能被吓死的。而且，古今中外都有过人被吓死的例子。当然，人们对恐惧的承受能力也是因人而异的。像小孩、女性和老人，他们的心脏功能较弱，可不能轻易吓唬他们。高血压和冠心病患者受到惊吓很可能引发心肌梗死。而长期处于惊恐状态，肾上腺素虽不会突然猛增，但会逐渐累积起来，当达到一定量时，也会因损害心脏而导致死亡。

每届奥运会都会牵动着全国十几亿同胞的神经，2016 年的里约奥运会同样是高潮迭起，一波三折，看得全国人民的小心脏扑通扑通的，热血沸腾。

其中，最吸引大众眼球得就有新晋表情包代言人傅园慧！ 在采访中，傅园慧让一个本来快要被大众忘记的词语登上热搜榜，那就是"洪荒之力"（图 8-2）。这个出自饱受争议的电视剧《花千骨》中的台词，本来是表示女主角花千骨体内存在的巨大潜能，后来网上经常指内心难以克制的冲动。外国老牌媒体、英国的 BBC 通过查字典等方式，将"洪荒之力"翻译成"史前的力量"，看上去好像也有些道理。而英国卫报则将其翻译为"神秘的力量"，这恐怕要让笃信巫术的英国同胞更加恐慌了。

那么，为什么傅园慧可以爆发出洪荒之力而超常发挥呢？ 根据唯物主义的原则，她的体内当然没有寄存什么神秘力量，而是肾上腺素的功劳！

前面提到，当人体经历某些刺激的

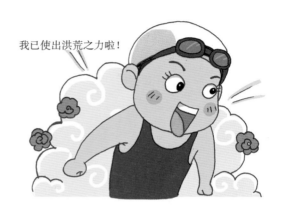

我已使出洪荒之力啦！

图 8-2 运动员竭尽全力参加比赛

时候，如兴奋、恐惧、紧张等，就可以分泌肾上腺素，让人的心跳与呼吸加速、血流量加大、瞳孔张大、血糖量升高、消化道痉挛减少，从而增强自己的反应速度和力量。

由于肾上腺素有这种功能，所以在抢救心脏骤停和过敏性休克的患者时，这种物质非常有用。但是由于这种物质容易在碱性环境中被破坏，所以碰到碱性的小肠液、胆汁等，这个灵丹妙药就无效了，所以它不可口服，只能注射。是不是听上去有些熟悉？ 没错，最常见的强心针就是用肾上腺素做的。

一般情况下，皮下注射肾上腺素三五分钟后就能起效1个小时，如果是肌内注射，那么就只能维持10～30分钟。

体育运动员经常在到达临界点或者马上就要结束比赛的时候，发出一声怒吼，或者团体比赛在暂停或者马上要开始下一阶段比赛时，会集中加油鼓气地喊出来，这对他的比赛成绩会有帮助吗？其实这些都会让身体分泌更多的肾上腺素。肾上腺素会在短时间内提高身体功能和肌肉力量（对身体的作用），提高专注力和判断力（对大脑的作用）。

棒球运动员在比赛时会说："比赛中我能看到球以慢镜头的速度飞过来，所以我能接住它。"拳击选手说："比赛的时候我看对手的出拳都是慢动作，所以我能躲过。"这种现象也可以认定是肾上腺素的影响。身体分泌肾上腺素的状态下，人会感觉时间变慢。

当然，这种物质仅仅是让人能够超水平发挥，但是并不意味能真正变得强壮。所以如果你想让自己爆发出洪荒之力，还是平时多锻炼一下吧！

▶ 三、战斗还是逃跑

在远古时代，人类的祖先在山林之间、草原之上活动的时候，常会与凶猛的野兽不期而遇。野兽呲着锋利的牙，发出令人毛骨悚然的低吼声，似乎立马就要扑上来袭击原始人。此刻，在原始人的脑中，位于小脑的"扁桃体"就会将野兽带来的刺激判断为"不快"，更具体点说就是"恐惧"。

这时，小脑内的扁桃体会判断当前情况非常危险，于是指挥人体迅速分泌肾上腺素和去甲肾上腺素。

在这种危机情况下，原始人能够采取的行动只有两个——"战斗"或"逃跑"。肾上腺素和去甲肾上腺素的分泌会令人心跳加快，使血液加速供应到脑和骨骼肌。不管"战斗"还是"逃跑"，都是需要爆发力的行动，而肾上腺素和去甲肾上腺素的分泌，就是让大脑和身体做好这种准备。去甲肾上腺素的分泌让人的头脑更加清醒，专注力也会大幅提升。使人在瞬间判断自己该与剑齿虎"战斗"还是"逃跑"（图8-3）。

去甲肾上腺素还有另外一个作用，就是令人对"疼痛"的感觉变得迟钝。也就是说，去甲肾上腺素有类似"镇痛剂"的作用。

大家可以设想一下，原始人决定不逃跑，与野兽来一场你死我活的对决。

在战斗中，假设野兽咬住了原始人的胳膊，那种疼痛恐怕会是撕心裂肺的。但如果原始人因为这种剧痛而放弃战斗，那接下来肯定会被野兽咬住脖子而丧命。所以，在这种关乎性命的危急时刻，原始人根本没有工夫在意肢体的疼痛。这个时候，大脑会让原始人对疼痛的感觉变迟钝，从而继续战斗，或者停止战斗选择逃跑。大脑分泌去甲肾上腺素和肾上腺素，就会让原始人的疼痛感减轻。

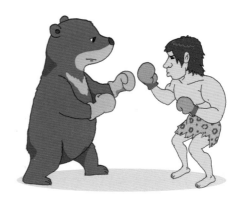

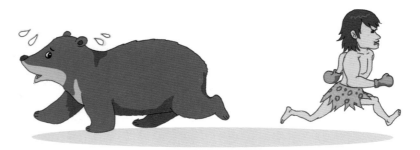

图8-3 "战斗"和"逃跑"

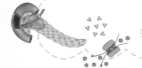

肾上腺素和去甲肾上腺素是压力激素中的一种，受到精神压力的刺激，它们会立即分泌。当精神压力过大，肾上腺素和去甲肾上腺素也无法对付的时候，腺垂体就会分泌促肾上腺皮质激素，后者促进肾上腺分泌"皮质醇"——糖皮质激素。压力激素是担负着从精神压力中保护我们身体的作用（图8-4）。

人们每天都会分泌肾上腺素和糖皮质激素，而且分泌得很有规律。糖皮质激素每天早上会大量分泌，然后分泌量逐渐减少，到了夜晚就不分泌了。肾上腺素也是白天分泌量大，夜晚分泌量少。如果到了夜间，血液中糖皮质激素的含量依然很高的话，大家知道这就会给身体带来各种各样不良的影响。由于糖皮质激素具有免疫抑制作用，大量分泌会使身体免疫力下降，容易引起感染。糖皮质激素还会抑制淋巴细胞的功能，减弱身体对癌细胞的免疫力，从而使人患上癌症的风险增高。此外，糖皮质激素还有抑制胰岛素的作用，体内糖皮质激素长期大量分泌的话，就会造成肥胖、糖尿病等疾病。

如果，不利用好生物钟，白天帮助我们的激素，晚上就会伤害我们。所以，我们要学会如何在夜间控制肾上腺素和糖皮质激素的分泌。

下面，介绍一些帮助大家减少肾上腺素过度分泌的好习惯。

（1）减少晚上让人兴奋的娱乐活动：肾上腺素大量分泌的状态，就是因兴奋、刺激，心脏怦怦乱跳的状态。比如，在玩刺激的电子游戏或看动作电影、恐怖电影时，人就处于这种状态。

（2）睡前不要做激烈运动：晚上10点以后，如果激烈的体育运动之后，回家马上睡觉，此时交感神经还处于兴奋状态，根本难以入眠。因此，睡前两小时内不要进行激烈运动。

（3）不要学习或者加班太晚：保持紧张状态入睡，即使睡眠时间足够长，也无法充分消除疲劳，第二天起床还是感觉浑身疲倦、头脑昏昏沉沉。

（4）注意泡澡、淋浴的水温：一般来说，水温40 ℃是一个临界点。如果水温超过40 ℃，就会让交感神经处于主导地位。

（5）给自己留出"空白时间"：人类获取的外部信息有90%来自视觉。为了处理视觉接收的信息，大脑需要耗费相当大的能量。"空白时间"可以听听轻松的音乐，在精神放松的同时，副交感神经也开始发挥主导作用，有助于我们进入深度睡眠。

（6）和家人、朋友共度好时光：人与人之间的交流、沟通，可以缓解心灵的疲惫、治愈内心的伤痛。和知心好友敞开心扉畅谈人生，和更多人交朋友，构建丰富的人际关系，可以把我们从紧

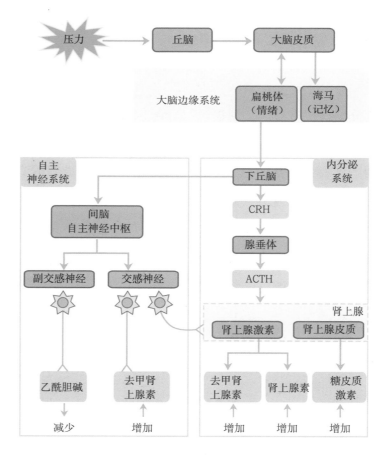

图8-4　压力激活机体自主神经系统和内分泌系统分泌"压力激素"

张和兴奋中解放出来。

（7）要有主动休息的意识：学会主动休息。健康的基础是休息，所以，与工作相比，我们更应该重视休息。为了明天更好地工作，今天晚上必须尽早关闭肾上腺素分泌的开关，让身心得到彻底的休息。

此外，重要会议或者大型的演讲上，几乎每个人都会紧张。这时，身体分泌肾上腺素和去甲肾上腺素，让体力和注意力提高，来发挥更好的状态。积极乐观地面对紧张，能让我们发挥得更出色。

因此，适度的紧张有利于更好地发挥。

最简单也最有效的缓解紧张的方法其实就是深呼吸。但是大家在深呼吸的时候，总会省略几个步骤，达不到完善的效果。下面是筑波大学征矢英昭教授发明的深呼吸法。反复做几次之后就会使人的情绪逐渐平复下来，心跳也不再那么剧烈了。方法如下：①正直站立；②有意识地将身体重心放在肚脐以下15厘米的地方，收紧肛门括约肌；③用鼻子吸气，再用鼻子呼气；④深吸气5秒，屏住呼吸一小会儿，再深呼气7秒。

知识小锦囊

1. 肾上腺素与兴奋、愤怒紧密相关。

2. 肾上腺素可以快速提高身体功能。

3. 发自腹腔深处的大声吼叫，可以刺激肾上腺素的分泌。

4. 陷入危机不要轻易放弃，想办法提升肾上腺素将是缓解的方法。

5. 心脏怦怦乱跳正是即将成功的征兆。

6. 深呼吸可以平息过度的紧张、兴奋。

7. 在拥挤的环境中会刺激肾上腺素的分泌，给人施加很大的精神压力。

8. 白天努力工作，夜晚要关闭肾上腺素的开关，彻底休息。

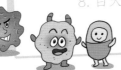